Raymund Pothmann

Kopfschmerz
im Kindesalter

Der Autor:

Dr. med. Raymund Pothmann, geb. 1948. Medizinstudium in Düsseldorf und München. Facharzt für Kinderheilkunde. Während mehrerer Aufenthalte in Sri Lanka und China erwarb er spezielle Kenntnisse im Bereich der Akupunktur und TCM. In der Folgezeit entwickelte er Stimulationsverfahren wie die transkutane elektrische Nervenstimulation (TENS) weiter, um diese für das Kindesalter zu validieren. Weitere Schwerpunkte: Migränetherapie und -prophylaxe sowie Behandlung kindlicher Krebsschmerzen.
Erarbeitung von klinischen Schmerzmeßmethoden für das Kindesalter, Computer-EEG-Analyse zur Differenzierung der verschiedenen Kopfschmerztypen. Der Autor arbeitete von 1984 -1993 in der kinderneurologischen Abteilung der Kinderklinik Wuppertal. Heute leitet er das Kinderneurologische Zentrum am Ev. Krankenhaus Oberhausen und ist Konsiliarius am Institut für Akupunktur und Naturheilverfahren des Johanniterkrankenhauses Oberhausen. Er ist seit vielen Jahren Dozent und ehemaliges langjähriges Vorstandsmitglied der DÄGfA.

Raymund Pothmann

Kopfschmerz im Kindesalter

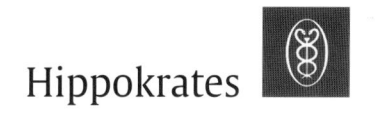

Hippokrates

Die Deutsche Bibliothek – CIP-Einheitsaufnahme

Pothmann, Raymund:
Kopfschmerzen im Kindesalter: Untersuchungen zur Epidemiologie, Diagnostik und Therapie / Raymund Pothmann. - Stuttgart: Hippokrates-Verl., 1999
 ISBN 3-7773-1348-3

Anschrift des Verfassers:
Dr. med. Raymund Pothmann
Evangelisches Krankenhaus
Sozialpädiatrisches Zentrum
Virchowstr. 20
46047 Oberhausen

Wichtiger Hinweis: Wie jede Wissenschaft ist die Medizin ständigen Entwicklungen unterworfen. Forschung und klinische Erfahrung erweitern unsere Erkenntnisse, insbesondere was Behandlung und medikamentöse Therapie anbelangt. Soweit in diesem Werk eine Dosierung oder eine Applikation erwähnt wird, darf der Leser zwar darauf vertrauen, daß Autoren, Herausgeber und Verlag große Sorgfalt darauf verwandt haben, daß diese Angabe dem Wissensstand bei Fertigstellung des Werkes entspricht.

Für Angaben über Dosierungsanweisungen und Applikationsformen kann vom Verlag jedoch keine Gewähr übernommen werden. Jeder Benutzer ist angehalten, durch sorgfältige Prüfung und gegebenenfalls nach Konsultation eines Spezialisten festzustellen, ob die dort gegebene Empfehlung für Dosierungen oder die Beachtung von Kontraindikationen gegenüber der Angabe in diesem Buch abweicht. Eine solche Prüfung ist besonders wichtig bei selten verwendeten Präparaten oder solchen, die neu auf den Markt gebracht worden sind. Jede Dosierung oder Applikation erfolgt auf eigene Gefahr des Benutzers. Autoren und Verlag appellieren an jeden Benutzer, ihm etwa auffallende Ungenauigkeiten dem Verlag mitzuteilen.

Geschützte Warennamen (Warenzeichen) werden nicht besonders kenntlich gemacht. Aus dem Fehlen eines solchen Hinweises kann also nicht geschlossen werden, daß es sich um einen freien Warennamen handele.

ISBN 3-7773-1348-3

© Hippokrates Verlag GmbH, Stuttgart 1999

Das Werk, einschließlich all seiner Teile, ist urheberrechtlich geschützt. Jede Verwertung außerhalb der engen Grenzen des Urheberrechtsgesetzes ist ohne Zustimmung des Verlages unzulässig und strafbar. Das gilt insbesondere für Vervielfältigungen, Übersetzungen, Mikroverfilmungen und die Einspeicherung und Verarbeitung in elektronischen Systemen.

Printed in Germany 1999
Druck: Druckerei Sommer, Feuchtwangen

Inhalt

	Vorwort	VII
	Einleitung	1
1	Pathophysiologie	2
2	Klassifikation	3
2.1	Bisherige Praxis der Kopfschmerzklassifikation	3
2.2	Ziele einer Kopfschmerzklassifikation	3
2.3	Frühe Kopfschmerzklassifikationsschemata	4
2.4	Klassifikation der International Headache Society (IHS)	5
2.4.1	Die 13 Hauptgruppen der IHS-Klassifikation	6
2.4.2	Kommentar	10
2.5	Literatur	19
3	Epidemiologie	20
3.1	Einleitung	20
3.2	Methoden	21
3.2.1	Untersuchungsinstrument	21
3.2.2	Untersuchungsdesign	26
3.3	Ergebnisse	27
3.4	Faktorenanalysen	41
3.5	Diskussion	45
3.6	Literatur	49
4	Diagnostik	51
4.1	Einleitung	51
4.2	Entwicklungsneurologische Grundlagen	51
4.3	Tierexperimentelle Grundlagen zur Entwicklung der Schmerzrezeption	52
4.4	Psychomentale Entwicklung der Schmerzverarbeitung	53
4.4.1	Sensomotorische Phase	54
4.4.2	Präoperationale Phase	55
4.4.3	Konkret-operationale Phase	55

4.4.4	Formal-operationale Phase	56
4.5	Klinische Schmerzdiagnostik	57
4.5.1	Methoden der klinischen Schmerzdiagnostik	57
4.6	Literatur	81
5	Therapie	86
5.1	Migräne-Therapie	86
5.1.1	Einleitung	86
5.1.2	Allgemeine Maßnahmen	86
5.1.3	Akutbehandlung	87
5.1.4	Medikamentöse Prophylaxe	89
5.2	Therapie von Spannungskopfschmerzen	107
5.2.1	Progressive Relaxation und EMG-Biofeedback	107
5.2.2	Transkutane Elektrische Nervenstimulation	116
5.3	Literatur	123

Vorwort

Das vorliegende Buch faßt Erfahrung und Befunde einer ca. 15jährigen Kinder-Kopfschmerzforschung zusammen. Die vorgelegten Ergebnisse wären nicht ohne den unermüdlichen Einsatz und die tragende Mitarbeit von Frau Dipl.-Soz. S. v. Frankenberg im Bereich der epidemiologischen Erhebung möglich gewesen. Im Rahmen der epidemiologischen Untersuchung waren insbesondere auch Frau Dr. Wolf vom Gesundheitsamt in Wuppertal sowie Frau Dr. Wasner vom Gesundheitsamt Mettmann wesentlich beteiligt. Die statistischen Auswertungen verdanken wir dem Landesinstitut IDIS in Bielefeld. Mittel des Landesforschungsministers in Düsseldorf stellten eine wichtige Voraussetzung bei der Datenaufarbeitung dar.

Die psychologischen Arbeiten wurden wesentlich von der Brunnenbusch-Stein-Stiftung und von der Firma Astra Chemicals, Wedel, in Form von Promotionsstipendien unterstützt. In diesem Zusammenhang gilt der Dank vor allem Frau Dipl.-Psych. U. Mohn und E. Besken sowie B. Müller, die wesentliche Beiträge zu den Themen der Kopfschmerzbehandlung mit Hilfe von Biofeedback und progressiver Muskelrelaxation sowie diagnostisch mit Hilfe der Contingent negativen Variation (CNV) bei Migränepatientenkindern und wichtigen epidemiologischen Daten zur Frage der Depressivität im Rahmen von Kopfschmerzen beigetragen haben. Für die Betreuung der Diplomanden und Promovenden bin ich insbesondere Frau Prof. Satory, Wuppertal, und Frau Prof. Kröner-Herwig, Düsseldorf, sowie Prof. Gerber, Kiel, verbunden.

Beim Schriftsatz wurde ich durch den unerschütterlichen Einsatz meiner Sekretärin Frau Nuyken unterstützt. Die Drucklegung wurde großzügig durch die Firma Astra in Wedel ermöglicht.

Das Buch widme ich all denjenigen Kindern, die durch Anwendung des hier dargestellten Wissens den Leidensdruck durch ihre Kopfschmerzen lindern können.

Oberhausen, im April 1999 *Raymund Pothmann*

Einleitung

Die Aufgaben der Pädiatrie liegen in der Früherkennung, Verhütung, Heilung oder Linderung von Störungen und Schädigungen. Dieses Ziel wird durch frühe Diagnose, Therapie und soziale Eingliederung erreicht. Kinderheilkunde versteht sich somit immer auch als Sozialpädiatrie. Neben der Behandlung von prä-, peri- und postnatal geschädigten Kindern ist die Zielsetzung der Pädiatrie jedoch grundlegender zu verstehen und auch auf Erkrankungen im späteren Kindesalter anzuwenden. Dies gilt für viele genetisch determinierte, erworbene entzündliche oder traumatische zentralnervöse und neuromuskuläre Erkrankungen, aber auch für Verhaltensstörungen sowie chronische Schmerzen, speziell Kopfschmerzen. Letztere sind aufgrund der vitalen Bedrohung durch viele schwerwiegende Erkrankungen lange vernachlässigt worden.

Neben frühzeitiger Erkennung, Diagnostik und Einleitung einer Therapie ist vor allem die Prävention zur Verhütung von Chronifizierung und Dauerschäden notwendig. Allein bei der Migräne muß bei ca. 60% der Kinder mit einem Weiterbestehen der Erkrankung als Erwachsene gerechnet werden (Bille 1981). Familiäre Häufung und langzeitiger Verlauf von Kopfschmerzen bergen vor allem das Risiko des Analgetika-Mißbrauchs in sich. Vor diesem Hintergrund erscheint es sinnvoll, das Gebiet der chronischen Schmerzen, und besonders der Kopfschmerzen, nicht zuletzt auch wegen seiner psychosozialen Entstehungs- und Erhaltungsbedingungen, als grundlegende pädiatrische Aufgabe zu begreifen.

Die Beschäftigung mit Schmerzen bei Kindern ist im Vergleich zu Erwachsenen noch ein sehr junges Gebiet. So beschrieb der Kinderarzt Day 1877 erstmals ausführlich Kopfschmerzen bei Kindern. Erst 1949 wurde von Valquist u. Hackzell über kindliche Migräne bei 1–4jährigen Kleinkindern berichtet. Und erst 1973 wurde von Ludvigsson eine kontrollierte Untersuchung über die Behandlung kindlicher Kopfschmerzen vorgelegt.

Somit ergibt sich ein erheblicher Nachholbedarf in der Erforschung kindlicher Kopfschmerzen. In der vorliegenden Arbeit soll versucht werden, bestehende Wissenslücken auszufüllen und – soweit übertragbar – an den Erkenntnisstand bei Erwachsenen anzuschließen.

Pathophysiologie

Das aktuelle pathophysiologische Verständnis der Migräne hat sich nach den vaskulären Theorien der vierziger bis sechziger Jahre etwa von Wolff in den letzten Jahren durch das Tiermodell von Moskowitz (1984) erheblich gewandelt. Damit steht eine komplexe trigemino- bzw. neurovaskuläre Erklärung im Vordergrund der Überlegungen. Jetzt ist es erstmals möglich, die im Mittelpunkt der Forschung stehende perivaskuläre sterile Infiltration der Hirngefäße genauer auf triggernde und therapeutische Einflüsse hin zu untersuchen.

Das Triggerzentrum für Migräneattacken konnte darüber hinaus nach neueren Positronen-Emissionstomographie-(PET-)Untersuchungen im Hirnstamm ausgemacht werden (Weiler et. al 1995).

Das pathophysiologische Verständnis der Spannungskopfschmerzen ist hingegen weitgehend unklar und dürfte sich auf eine Dekompensation zentralnervöser Kontrollmechanismen im Hirnstamm beziehen.

Moskowitz MA, The neurobiology of vascular headpain. Ann Neurol 16:157-168
Weiler C, May A, Limroth V, Jüptner M, Kaube H, Schayck R v, Koenen R, Diener HC
   (1995) Brain stem activation in human migraine attacks. Nature medicine 1: 658-660

2 Klassifikation

2.1 Bisherige Praxis der Kopfschmerzklassifikation

In der Pädiatrie bestehen allgemein nicht unerhebliche differentialdiagnostische Unsicherheiten bei der Klassifikation kindlicher Kopfschmerzen (Farkas u. Pothmann 1988), die bis zu Vorurteilen, wie Migräne bei Kindern gibt es nicht, reichen. Dieser Umstand ist nicht zuletzt darauf zurückzuführen, daß Kopfschmerzen beim Kind häufig weniger charakteristisch in Erscheinung treten als bei Erwachsenen. Aus diesem Grund wird bis in die jüngste Zeit überproportional oft der Begriff der Cephalaea vasomotorica von Heyck (1982) auch für migräneartige Kopfschmerzen verwendet. Dies führte in der Vergangenheit im Zusammenhang mit dem alterstypisch niedrigen Blutdruck der Kinder (ähnlich wie bei Frauen) zu dem weitverbreiteten, aber ungeprüften Therapieansatz mit Dihydroergotamin bei Kindern (Pothmann et al. 1992).

Die Klassifikation der Kopfschmerzen bei Kindern beschränkte sich darüber hinaus im wesentlichen auf das Krankheitsbild der Migräne. Wenig Unsicherheiten bestanden bei den seltenen, wenn auch typischen (prä)pubertären Verlaufsformen im Sinne der migraine accompagnée. Spannungskopfschmerzen wurden nicht selten als psychogen eingestuft (Farkas u. Pothmann 1988) und damit zum großen Teil therapeutisch vernachlässigt.

Bisher erschien in der pädiatrischen Literatur nur ein Hinweis auf das neue Klassifikationsschema der Internationalen Kopfschmerzgesellschaft (IHS, 1988), ohne jedoch auf die operationalen Möglichkeiten einzugehen (Schmidt 1990). Im folgenden soll deshalb die bereits international übliche Klassifikation der Kopfschmerzen vorgestellt, für das Kindesalter kritisch kommentiert und soweit notwendig modifiziert werden. Die Verwendung der IHS-Klassifikation der Kopfschmerzen ist für eine einheitliche Kommunikation unentbehrlich und läßt auch für die Pädiatrie eine Verbesserung des klinischen und wissenschaftlichen Standards erwarten.

2.2 Ziele einer Kopfschmerzklassifikation

Wer sich mit Kopfschmerzdiagnostk und -therapie beschäftigt, benötigt Kriterien für die Einteilung der Kopfschmerzmerkmale in verschiedene diagnostische Entitäten. Klassifikationsschemata sollen ermöglichen, die klinischen Kopfschmerzsymptome nach bestimmten Gesichtspunkten unter Vernachlässigung irrelevanter Nuancen aufzugliedern. Eine konsensfähige Klassifikation ist die Voraussetzung, daß Kopfschmerzforschung mit definierten Patientengruppen betrieben werden kann (Göbel et al. 1992). Besonders aber ermöglicht sie dem klinisch tätigen Arzt, erprobte Therapien für gesicherte, spezifische Indikationen einzusetzen.

Obwohl bereits im 3. bis 4. Jahrtausend v. Chr. von einem unbekannten sumerischen Schriftsteller Kopfschmerzen beschrieben und im 2. Jahrtausend v. Chr. erstmals über charakteristische Symptome der Migräne in einem ägyptischen Papyrus berichtet wurde, ist erst in den letzten 25 Jahren von verschiedenen Gremien der Versuch unternommen worden, ein konsensfähiges Kopfschmerzklassifikationsschema zu erarbeiten. Am bekanntesten sind die Klassifikationsschemata des Ad Hoc Committee on Classification of Headache der Migraine and Headache Research Group of the International Federation of Neurology, der American Academy of Neurology, der World Health Organisation, des Wissenschaftlichen Beirates des 15. Venezianischen Symposiums, der International Association for the Study of Pain und der International Headache Society.

2.3 Frühere Kopfschmerzklassifikationsschemata

In den Jahren 1962 bis 1988 war die Kopfschmerzklassifikation des Ad Hoc Committee on Classification of Headache (1962) das gebräuchlichste Klassifikationsschema. Die Einteilung erfolgte primär auf der Basis der Ätiologie der Kopfschmerzen. Es wurde also unterschieden, ob vaskuläre, entzündliche oder mechanische Ursachen für die Entstehung der Beschwerden verantwortlich sind. Da aber nach wie vor bei vielen Kopfschmerzerkrankungen die auslösenden Ursachen nicht sicher bekannt sind und andererseits viele Kopfschmerzerkrankungen multifaktoriell ausgelöst werden, war das Konzept von vornherein nicht konsistent durchzuführen.

In Deutschland war auch die von Heyck (1982) erarbeitete Klassifikation, die sich eng an die Einteilung des Ad Hoc Committees anlehnte, gebräuchlich. Wesentliche Unterschiede bestanden darin, daß eine Cephalaea vasomotorica (dumpfer, diffuser Dauerkopfschmerz ohne für die Migräne typische Begleitsymptome) von der gemeinen Migräne abgegrenzt und das Bing-Horton-Syndrom (heute: Cluster-Kopfschmerz) als eigenständige Entität beschrieben wurde.

Nach dem Nomenklaturvorschlag des 15. Venezianischen Neuropsychiatrischen Symposiums im Jahre 1981 wurden primäre, sekundäre und symptomatische Kopfschmerzsyndrome abgegrenzt. Als primäre Kopfschmerzsyndrome wurden die Kopfschmerzformen bezeichnet, deren Pathophysiologie letztlich offen ist, wie etwa die Migräne und der Cluster-Kopfschmerz. Bei sekundären Kopfschmerzen besteht das Kopfschmerzsyndrom auch nach Abklingen der auslösenden, bekannten Ursache weiter, wie z.B. beim posttraumatischen Kopfschmerz. Dagegen remittiert der symptomati-

Tab. 1: Kopfschmerzklassifikation des Ad Hoc Committee on Classification of Headache (1962)

1. Vaskulärer Kopfschmerz vom Migränetyp
2. Muskelkontraktionskopfschmerz
3. Kombinierter Kopfschmerz (aus 1. und 2.)
4. Kopfschmerz durch vasomotorische Reaktionen der Nase
5. Kopfschmerz halluzinatorischer, konversionsneurotischer und hypochondrischer Genese
6. Vaskuläre Kopfschmerzen nichtmigränöser Genese
7. Mechanisch bedingter Kopfschmerz
8. Kopfschmerz bei Entzündungsprozessen im Kopfbereich
9. Kopfschmerz bei Augenerkrankungen
10. Kopfschmerz bei Erkrankungen des Ohres
11. Kopfschmerz bei Erkrankungen der Nase und Nasennebenhöhlen
12. Kopfschmerz bei Zahn- und Kiefererkrankungen
13. Kopfschmerz bei Krankheiten anderer Kopf- und Halsstrukturen
14. Kraniale Neuritiden
15. Kraniale Neuralgien

sche Kopfschmerz mit dem Abklingen der auslösenden Ursache, wie z.B. in der Regel beim Liquor-Unterdruck-Syndrom nach diagnostischer Lumbalpunktion.

2.4 Klassifikation der International Headache Society (IHS)

Eine von Grund auf neue Einteilung der Kopfschmerzerkrankungen, Kopfneuralgien und Gesichtsschmerzen wurde vom Kopfschmerzklassifikations-Komitee der International Headache Society (IHS), das sich aus einem internationalen Expertengremium zusammensetzte, in fast dreijähriger Arbeit erstellt und im Jahre 1988 in der ersten Fassung veröffentlicht, die deutsche Übersetzung von Soyka und Mitarbeitern erschien im Jahre 1989. Die Diagnosekriterien wurden der International Classification of Diseases (ICD) angeglichen und mit den Konzepten der World Federation of Neurology, der American Academy of Neurology und der International Association for the Study of Pain abgestimmt.

Die Klassifikation der IHS tritt die Nachfolge der Einteilung des Ad Hoc Committees an. Die wesentliche Neuerung ist, daß Kopfschmerzen nicht nach ihrer vermuteten Ätiologie, sondern nach ihrer *klinischen Phänomenologie* klassifiziert werden. Die neue Klassifikation gibt deshalb die verschiedenen Merkmale von Kopfschmerzerkrankungen umfassend an. Sie gewinnt besonderen Wert dadurch, daß sie nicht nur die Diagnosekriterien als solche beschreibt, sondern auch operational angibt, wie diese Kriterien praktisch zu erfassen sind. Die Diagnosekriterien sind hierarchisch aufgebaut. Das ermöglicht eine den jeweiligen Ansprüchen anpaßbare Präzisierung. Neben den operationalisierten Diagnosekriterien werden zusätzlich Kurzbeschreibungen der jeweiligen Kopfschmerzformen angegeben. Auch wurden den Diagnosekriterien Kommentare und Literaturhinweise hinzugefügt. Da sich die Kopfschmerzformen im Laufe des Lebens eines Patienten sowohl quantitativ als auch qualitativ ändern können, werden nicht die Patienten, sondern vielmehr die Kopfschmerzerkrankungen klassifiziert. Viele Patienten können mit unterschiedlicher Gewichtung sowohl an der einen als auch an der anderen Kopfschmerzform leiden. Deshalb wird für jede bestehende und abgrenzbare Kopfschmerzform eine gesonderte Diagnose gestellt. Dabei besteht der Leitgedanke, die wichtigsten Formen einzuordnen. Auch der quantitative Aspekt von Kopfschmerzerkrankungen wird berücksichtigt, indem hinter jeder Diagnose die Anzahl der Kopfschmerztage pro Jahr in Klammern angegeben wird.

2.4.1 Die 13 Hauptgruppen der IHS-Klassifikation

Die Präzision der neuen Klassifikation bedingt eine erhebliche Zunahme der Komplexität und des Umfangs gegenüber früheren Klassifikationsschemata. Es werden 13 Hauptgruppen mit einer jeweiligen Anzahl von Untergruppen unterschieden. Allein das Inhaltsverzeichnis der Klassifikation umfaßt 165 Kopfschmerzdiagnosen, die jedoch bei Ausnutzung aller möglichen Unterteilungsformen bis auf die vierte Stelle des Codeschlüssels noch wesentlich weiter differenziert werden können. Für die praktische Arbeit im Alltag wird es jedoch in der Regel ausreichen, nur die erste und zweite Stelle des Codes zu verwenden.

Kopfschmerzklassifikation der International Headache Society (1988)

1.	**Migräne**
1.1.	Migräne ohne Aura
1.2.	Migräne mit Aura
1.2.1.	Migräne mit typischer Aura
1.2.2.	Migräne mit prolongierter Aura
1.2.3.	Familiäre hemiplegische Migräne
1.2.4.	Basilaris-Migräne
1.2.5.	Migräneaura ohne Kopfschmerz
1.2.6.	Migräne mit akutem Aurabeginn
1.3.	Ophthalmoplegische Migräne
1.4.	Retinale Migräne
1.5.	Periodische Syndrome in der Kindheit als mögliche Vorläufer oder Begleiterscheinungen einer Migräne
1.5.1.	Gutartiger paroxysmaler Schwindel in der Kindheit
1.5.2.	Alternierende Hemiplegie in der Kindheit
1.6.	Migränekomplikationen
1.6.1.	Status migraenosus

1.6.2.	Migränöser Infarkt
1.7.	Migräneartige Störungen, die nicht die obigen Kriterien erfüllen

2. Kopfschmerz vom Spannungstyp
2.1.	Episodischer Kopfschmerz vom Spannungstyp
2.1.1.	Episodischer Kopfschmerz vom Spannungstyp mit erhöhter Schmerzempfindlichkeit perikranialer Muskeln
2.1.2.	Episodischer Kopfschmerz vom Spannungstyp ohne erhöhte Schmerzempfindlichkeit perikranialer Muskeln
2.2.	Chronischer Kopfschmerz vom Spannungstyp
2.2.1.	Chronischer Kopfschmerz vom Spannungstyp mit erhöhter Schmerzempfindlichkeit perikranialer Muskeln
2.2.2.	Chronischer Kopfschmerz vom Spannungstyp ohne erhöhte Schmerzempfindlichkeit perikranialer Muskeln
2.3.	Kopfschmerz vom Spannungstyp, der nicht die obigen Kriterien erfüllt

3. Clusterkopfschmerz und chronische paroxysmale Hemikranie
3.1.	Clusterkopfschmerz
3.1.1.	Clusterkopfschmerz mit noch nicht abschätzbarem Verlauf
3.1.2.	Episodischer Clusterkopfschmerz
3.1.3.	Chronischer Clusterkopfschmerz
3.1.3.1.	von Beginn an ohne Remissionen
3.1.3.2.	nach primär episodischem Verlauf
3.2.	Chronische paroxysmale Hemikranie
3.3.	Clusterkopfschmerzartige Störungen, die nicht die obigen Kriterien erfüllen

4. Verschiedenartige Kopfschmerzformen ohne begleitende strukturelle Läsion
4.1.	Idiopathischer stechender Kopfschmerz
4.2.	Kopfschmerz durch äußeren Druck
4.3.	Kältebedingter Kopfschmerz
4.3.1.	Äußere Kälteexposition
4.3.2.	Einnahme eines Kältestimulans
4.4.	Benigner Hustenkopfschmerz
4.5.	Benigner Kopfschmerz durch körperliche Anstrengung
4.6.	Kopfschmerz bei sexueller Aktivität
4.6.1.	Dumpfer Schmerz
4.6.2.	Explosiver Schmerztyp
4.6.3.	Haltungsabhängiger Typ

5. Kopfschmerz nach Schädeltrauma
5.1.	Akuter posttraumatischer Kopfschmerz
5.1.1.	bei belangvollem Schädeltrauma und/oder entsprechenden Befunden
5.1.2.	bei geringfügigem Schädeltrauma ohne belangvolle Befunde
5.2.	Chronischer posttraumatischer Kopfschmerz
5.2.1.	bei belangvollem Schädeltrauma und/oder entsprechenden Befunden
5.2.2.	bei geringfügigem Schädeltrauma ohne belangvolle Befunde

6. Kopfschmerz bei Gefäßstörungen
6.1.	Akute ischämische zerebrovaskuläre Störungen
6.1.1.	Transitorische ischämische Attacke (TIA)
6.1.2.	Thromboembolischer Infarkt

6.2.		Intrakranielles Hämatom
6.2.1.		Intrazerebrales Hämatom
6.2.2.		Subdurales Hämatom
6.2.3.		Epidurales Hämatom
6.3.		Subarachnoidalblutung
6.4.		Nichtrupturierte Gefäßfehlbildung
6.4.1.		Arteriovenöses Angiom
6.4.2.		Sackförmiges Aneurysma
6.5.		Arteriitis
6.5.1.		Riesenzellarteriitis
6.5.2.		Andere systemische Arteriitiden
6.5.3.		Primär intrakranielle Arteriitis
6.6.		A.-carotis- oder A.-vertebralis-Schmerz
6.6.1.		Karotis- oder Vertebralis-Dissektion
6.6.2.		Karotidynie (idiopathisch)
6.6.3.		Kopfschmerz nach Endarteriektomie
6.7.		Hirnvenenthrombose
6.8.		Arterieller Hochdruck
6.8.1.		Akute Blutdrucksteigerung durch ein exogenes Agens
6.8.2		Phäochromozytom
6.8.3.		Maligner Hochdruck
6.8.4.		Prä-Eklampsie und Eklampsie
6.9.		Kopfschmerz bei anderen Gefäßkrankheiten
7.		**Kopfschmerz bei nichtvaskulären intrakraniellen Störungen**
7.1.		Liquordrucksteigerung
7.1.1.		Gutartige intrakranielle Drucksteigerung
7.1.2.		Hochdruck-Hydrozephalus
7.2.		Liquorunterdruck
7.2.1.		Postpunktioneller Kopfschmerz
7.2.2.		Kopfschmerz bei Liquorfistel
7.3.		Intrakranielle Infektion
7.4.		Intrakranielle Sarkoidose und andere nichtinfektiöse Entzündungsprozesse
7.5.		Kopfschmerz nach intrathekaler Injektion
7.5.1.		Direkter Effekt
7.5.2.		Bedingt durch chemische (aseptische) Meningitis
7.6.		Intrakranielles Neoplasma
7.7.		Kopfschmerz bei anderen intrakraniellen Störungen
8.		**Kopfschmerz durch Einwirkung von Substanzen oder deren Entzug**
8.1.		Kopfschmerz bei akuter Substanzwirkung
8.1.1.		Nitrat- oder Nitrit-Kopfschmerz
8.1.2.		Natriumglutamat-Kopfschmerz
8.1.3.		Kohlenoxyd-Kopfschmerz
8.1.4.		Alkohol-Kopfschmerz
8.1.5.		Andere Substanzen
8.2.		Kopfschmerz bei chronischer Substanzwirkung
8.2.1.		Ergotamin-Kopfschmerz
8.2.2.		Analgetika-Kopfschmerz
8.2.3.		Andere Substanzen
8.3.		Kopfschmerz bei Entzug nach akutem Substanzgebrauch
8.3.1.		Alkoholentzug (Hangover)
8.3.2.		Andere Substanzen
8.4.		Kopfschmerz bei Entzug nach chronischem Substanzgebrauch

Klassifikation 9

8.4.1.	Ergotamin-Entzugs-Kopfschmerz
8.4.2.	Koffein-Entzugs-Kopfschmerz
8.4.3.	Narkotika-Entzugs-Kopfschmerz
8.4.4.	Andere Substanzen
8.5.	Kopfschmerz bei Substanzgebrauch ohne gesicherten Wirkungsmechanismus
8.5.1.	Hormonelle Kontrazeptiva oder Östrogene
8.5.2.	Andere Substanzen

9. Kopfschmerz bei einer primär nicht den Kopfbereich betreffenden Infektion
9.1. Virale Infektion
9.1.1. Fokal, nicht primär den Kopfbereich betreffend
9.1.2. Systemisch
9.2. Bakterielle Infektion
9.2.1. Fokal, nicht primär den Kopfbereich betreffend
9.2.2. Systemisch (septisch)
9.3. Kopfschmerz bei anderen Infektionen

10. Kopfschmerz bei Stoffwechselstörungen
10.1. Hypoxie
10.1.1. Höhenkopfschmerz
10.1.2. Hypoxischer Kopfschmerz
10.1.3. Schlaf-Apnoe-Kopfschmerz
10.2. Hyperkapnie
10.3. Hypoxie in Verbindung mit Hyperkapnie
10.4. Hypoglykämie
10.5. Dialyse
10.6. Kopfschmerz bei anderen metabolischen Störungen

11. Kopfschmerz oder Gesichtsschmerz bei Erkrankungen des Schädels sowie im Bereich von Hals, Augen, Ohren, Nase, Nebenhöhlen, Zähnen, Mund oder anderen Gesichts- oder Kopfstrukturen
11.1. Schädelknochen
11.2. Hals
11.2.1. Halswirbelsäule
11.2.2. Retropharyngeale Tendinitis
11.3. Augen
11.3.1. Akutes Glaukom
11.3.2. Brechungsfehler
11.3.3. Heterophorie oder Heterotropie
11.4. Ohren
11.5. Nase und Nebenhöhlen
11.5.1. Kopfschmerz bei akuter Sinusitis
11.5.2. Andere Erkrankungen von Nase oder Nebenhöhlen
11.6. Zähne, Kiefer und benachbarte Strukturen
11.7. Krankheiten des Kiefergelenks

12. Kopf- und Gesichtsneuralgien, Schmerz bei Affektionen von Nervenstämmen und Deafferentierungsschmerzen
12.1. Anhaltender (nicht anfallsartiger) Schmerz durch Erkrankungen von Hirnnerven
12.1.1. Kompression oder Distorsion von Hirnnerven oder der 2. oder 3. Zervikalwurzel
12.1.2. Demyelinisierende Erkrankungen von Hirnnerven
12.1.2.1. Optikusneuritis (retrobulbäre Optikusneuritis)

12.1.3.	Hirnrveninfarkt
12.1.3.1.	Diabetische Neuropathie
12.1.4.	Entzündliche Hirnnervenstörungen
12.1.4.1.	Herpes zoster
12.1.4.2.	Chronische postherpische Neuralgie
12.1.5.	Tolosa-Hunt-Syndrom
12.1.6.	Nacken-Zungen-Syndrom
12.1.7.	Andere Ursachen für Dauerkopfschmerz bei Hirnnervenläsion
12.2.1.	Idiopathische Trigeminusneuralgie
12.2.2.	Symptomatische Trigeminusneuralgie
12.2.2.1.	Kompression der Trigeminuswurzel oder des Ganglion Gasseri
12.2.2.2.	Zentrale Läsionen
12.3.	Glossopharyngeusneuralgie
12.3.1.	Idiopathische Glossopharyngeusneuralgie
12.3.2.	Symptomatische Glossopharyngeusneuralgie
12.4.	Nervus-intermedius-Neuralgie
12.5.	Laryngicus-superior-Neuralgie
12.6.	Okzipitalneuralgie
12.7.	Zentrale Ursachen von Kopf- und Gesichtsschmerzen, die nicht dem Typ der Trigeminusneuralgie entsprechen
12.7.1.	Anaesthesia dolorosa
12.7.2.	Thalamusschmerz
12.8.	Gesichtsschmerz, der nicht die Kriterien der Gruppen 11 und 12 erfüllt
13.	**Nicht klassifizierbarer Kopfschmerz**

2.4.2 Kommentar

Bedeutsame primäre Kopfschmerzen, bei denen der Schmerz nicht Symptom einer bekannten organischen oder psychiatrischen Grundkrankheit ist, sollen überblickhaft besprochen werden. Die Kurzbeschreibungen können das Nachschlagen im diagnostischen Manual allerdings nicht ersetzen. In die Gruppe der primären Kopfschmerzen gehören die Migräne, der Cluster-Kopfschmerz, einige Kopf- und Gesichtsneuralgien sowie weitere Kopfschmerzformen ohne strukturelle Läsionen. Kopfschmerzen vom Spannungstyp mit ihren häufigen psychosozialen Auslösebedingungen erschweren allerdings durch ihre unscharfe Begrifflichkeit die Zuordnung zu den primären Kopfschmerzformen.

1. Migräne
1.1. Migräne ohne Aura

Idiopathische Kopfschmerzen mit rezidivierenden Attacken von vier bis 72 Stunden Dauer. Typische Kopfschmerzcharakteristika sind einseitige Lokalisationen, pulsierender Schmerzcharakter, mäßige bis starke Schmerzintensität, Verstärkung durch übliche körperliche Aktivität und Begleiterscheinungen wie Nausea, Photo- und Phonophobie. Bei Kindern wird der Schlaf in die Berechnung der Dauer einbezogen (früher: einfache, gewöhnliche, common migraine, Hemikranie).

1.2. Migräne mit Aura
Idiopathische Kopfschmerzen mit Attacken, bei denen im zerebralen Kortex oder im Hirnstamm ausgelöste neurologische Symptome auftreten, die sich über fünf bis 20 Minuten entwickeln und maximal 60 Minuten anhalten. Kopfschmerz, Übelkeit und/oder Photophobie schließen sich üblicherweise direkt an die neurologischen Aurasymptome an oder folgen ihnen nach einem freien Intervall von weniger als einer Stunde. Die Kopfschmerzphase dauert gewöhnlich 4 – 72 Stunden, sie kann aber auch vollständig fehlen (früher: klassische Migräne, ophthalmische, hemiplegische Migräne, migraine accompagnée, komplizierte Migräne).

1.2.1. Migräne mit typischer Aura
Migräne mit einer Aura in Form von homonymen Sehstörungen, halbseitigen Sensibilitätsstörungen, Hemiparese oder Dysphasie oder einer Kombination solcher Symptome. Allmähliche Entwicklung, Dauer von weniger als einer Stunde und komplette Reversibilität charakterisieren die Aura, die mit Kopfschmerz verbunden ist (früher: ophthalmische, hemiplegische Migräne, migraine accompagnée, komplizierte Migräne).

1.2.2. Migräne mit prolongierter Aura
Migräne mit einem oder mehreren Aurasymptom(en), die länger als 60 Minuten und weniger als eine Woche dauern. Bildgebende Verfahren ergeben keinen pathologischen Befund (früher: komplizierte Migräne, hemiplegische Migräne).

1.2.3. Familiäre hemiplegische Migräne
Migräne mit einer Hemiparese im Rahmen der Aura; wenigstens ein Verwandter ersten Grades mit übereinstimmenden Attacken.

1.2.4. Basilaris-Migräne
Migräne mit Aurasymptomen, die sich auf Funktionsstörungen im Hirnstamm oder in beiden Okzipitallappen zurückführen lassen (früher: Basilarisarterien-Migräne, synkopale Migräne).

1.2.5. Migräneaura ohne Kopfschmerz
Migräneaura ohne Verbindung mit Kopfschmerz (früher: Migräneäquivalente).

1.2.6. Migräne mit akutem Aurabeginn
Migräne mit Aurasymptomen, die sich in weniger als fünf Minuten voll entwickeln.

1.3. Ophthalmoplegische Migräne
Wiederholte Kopfschmerzattacken in Verbindung mit der Parese eines oder mehrerer Augenmuskelnerven bei Ausschluß einer intrakraniellen Läsion (vereinzelt im Säuglingsalter).

1.4. Retinale Migräne
Wiederholte Anfälle von monokulärem Skotom oder monokulärer Erblindung

von weniger als einer Stunde Dauer in Verbindung mit Kopfschmerzen. Ursächliche Augenerkrankungen oder Gefäßprozesse sind ausgeschlossen.

1.5. Periodische Syndrome in der Kindheit als mögliche Vorläufer oder Begleiterscheinungen einer Migräne

Die früher als *Migräneäquivalente* betitelten kopfschmerzfreien, paroxysmal auftretenden Syndrome bei Kindern werden von der IHS-Klassifikation präziser als „Periodische Syndrome in der Kindheit und mögliche Vorläufer oder Begleiterscheinungen einer Migräne" bezeichnet. Diagnostische Kriterien für die unter den Begriffen Migräneäquivalente, abdominelle Migräne und zyklisches Erbrechen bekannten heterogenen und nicht näher definierten Funktionsstörungen werden von der IHS-Klassifikation nicht vorgeschlagen. Es wird jedoch allgemein akzeptiert, daß einige dieser Bilder tatsächlich als kopfschmerzfreie Äquivalente einer Migräne aufgefaßt werden können.

1.5.1. Benigner paroxysmaler Schwindel in der Kindheit

Beim *gutartigen paroxysmalen Schwindel* in der Kindheit handelt es sich wahrscheinlich um eine heterogene Störung, die durch kurze Schwindelattakken bei ansonsten gesunden Kindern charakterisiert ist.
Die diagnostischen Kriterien sind:
(A) Multiple, kurze, sporadische Attacken mit
Schwindel, Angstgefühl, oft auch Nystagmus oder Erbrechen,
(B) normalem neurologischen Befund und (C) normalem EEG.

1.5.2. Alternierende Hemiplegie in der Kindheit

Die *alternierende Hemiplegie in der Kindheit* ist durch wechselseitig auftretende Attacken von Hemiplegie bei Kindern in Verbindung mit anderen paroxysmalen Symptomen und mentaler Beeinträchtigung charakterisiert.
Die diagnostischen Kriterien sind:
(A) Beginn vor dem 18. Lebensmonat,
(B) Wiederholte Attacken mit wechselseitig auftretender Hemiplegie,
(C) Andere paroxysmale Phänomene wie tonische Spasmen, dystonische oder choreoathetotische Bewegungen, Nystagmus oder andere Bewegungsstörungen der Augen, vegetative Störungen in Verbindung mit den Anfällen von Hemiplegie oder unabhängig davon und
(D) Nachweis eines mentalen oder neurologischen Defizits.
Die Ursache dieser Störung ist nach wie vor nicht geklärt und eine Beziehung zur Migräne wird aus klinischen Gründen vermutet. Es läßt sich jedoch nicht ausschließen, daß diese Störungen dem epileptischen Formenkreis zuzurechnen sind.

1.6. Migränekomplikationen
1.6.1. Status migraenosus

Migräneattacke mit einer Kopfschmerzphase, die trotz Behandlung länger als 72 Stunden dauert. Zwischenzeitlich können kopfschmerzfreie Intervalle von weniger als vier Stunden Dauer vorhanden sein, nicht eingerechnet Schlaf. Ein primärer *Migränestatus* ist zwar vereinzelt bei Schulkindern bekannt, irreversible Schäden i.S. eines migränösen Infarktes treten jedoch nur als Rarität z.B. als ophthalmoplegische Verlaufsform im Säuglingsalter auf.

1.6.2. Migränöser Infarkt
Ein oder mehrere Aurasymptom(e) sind nicht innerhalb von sieben Tagen voll reversibel und/oder mit einem durch bildgebende Verfahren bestätigten ischämischen Infarkt verknüpft (im Kindesalter unbekannt).

1.7. Migräneartige Störungen, die nicht die obigen Kriterien erfüllen
Kopfschmerzattacken, die dem Formenkreis der Migräne zugerechnet werden, aber nicht vollständig die operationalen diagnostischen Kriterien der oben angeführten Migräneformen erfüllen.

2. Kopfschmerz vom Spannungstyp
Als *episodischer* Kopfschmerz vom Spannungstyp werden wiederkehrende Episoden eines Kopfschmerzes, der Minuten oder Tage dauern kann, bezeichnet. Der Schmerz ist typischerweise drückend oder ziehend, von leichter bis mäßiger Intensität, beidseitig, verstärkt sich nicht bei körperlicher Aktivität. Übelkeit fehlt, Photophobie oder Phonophobie können vorhanden sein (früher verwendete Begriffe sind Spannungskopfschmerz, Muskelkontraktionskopfschmerz, psychomyogener Kopfschmerz, streßabhängiger Kopfschmerz, gewöhnlicher Kopfschmerz, essentieller Kopfschmerz, idiopathischer Kopfschmerz und psychogener Kopfschmerz).

Der etwas umständlich erscheinende Begriff „Spannungstyp" wurde gewählt, um zu verdeutlichen, daß die Muskelspannung per se nicht ätiologische Bedingung ist. Der frühere Begriff „Muskelkontraktionskopfschmerz" hat dies direkt nahegelegt, zu Unrecht jedoch, wie neue Untersuchungen zeigen.

2.1. Episodischer Kopfschmerz vom Spannungstyp
Die Klassifikation differenziert einen *episodischen* Kopfschmerz vom Spannungstyp *mit erhöhter Schmerzempfindlichkeit perikranialer Muskeln* von einem episodischen Kopfschmerz vom Spannungstyp *ohne erhöhte Schmerzempfindlichkeit perikranialer Muskeln*. Diese Differenzierung soll die Charakterisierung sensomotorischer Mechanismen in der Beschreibung des Kopfschmerzbildes ermöglichen. Die Auflistung zeigt, daß die erhöhte Muskelanspannung in Form von „muskulärem Streß" nur eine von vielen Bedingungen des Kopfschmerzes vom Spannungstyp ist.

2.1.1. Episodischer Kopfschmerz vom Spannungstyp mit erhöhter Schmerzempfindlichkeit perikranialer Muskeln
Episodischer Kopfschmerz vom Spannungstyp mit gesteigerter Schmerzempfindlichkeit oder vermehrter EMG-Aktivität von Kopfmuskeln.

2.1.2. Episodischer Kopfschmerz vom Spannungstyp ohne erhöhte Schmerzempfindlichkeit perikranialer Muskeln
Episodischer Kopfschmerz vom Spannungstyp mit normaler EMG-Aktivität von Kopfmuskeln.

2.2. Chronischer Kopfschmerz vom Spannungstyp
Der *chronische Kopfschmerz vom Spannungstyp* wird nicht durch eine

umschriebe Attackendauer charakterisiert, sondern primär durch seine Auftretenshäufigkeit. Diese Kopfschmerzform tritt an wenigstens 15 Tagen pro Monat seit mindestens sechs Monaten auf. Der Kopfschmerz ist üblicherweise drückend bis ziehend, in der Intensität leicht bis mäßig, beidseitig, verstärkt sich nicht bei üblicher körperlicher Aktivität. Übelkeit, Photophobie oder Phonophobie können vorkommen (früher verwendeter Begriff: chronischer täglicher Kopfschmerz). Auch beim chronischen Kopfschmerz vom Spannungstyp wird eine Form mit normaler und erhöhter perikranialer Muskelschmerzempfindlichkeit unterschieden.

2.2.1. Chronischer Kopfschmerz vom Spannungstyp mit erhöhter Schmerzempfindlichkeit perikranialer Muskeln
Chronischer Kopfschmerz vom Spannungstyp mit gesteigerter Schmerzempfindlichkeit und/oder vermehrter EMG-Aktivität.

2.2.2. Chronischer Kopfschmerz vom Spannungstyp ohne erhöhte Schmerzempfindlichkeit perikranialer Muskeln
Chronischer Kopfschmerz vom Spannungstyp mit normaler Spannung und Schmerzempfindlichkeit und/oder normaler EMG-Aktivität von Kopfmuskeln.

2.3. Kopfschmerz vom Spannungstyp, der nicht die obigen Kriterien erfüllt
Kopfschmerz, der als eine Form des Kopfschmerzes vom Spannungstyp angesehen wird, aber nicht voll den operationalen diagnostischen Kriterien einer der oben angeführten Formen des Kopfschmerzes vom Spannnungstyp entspricht.

Angaben des ursächlichen Faktors beim Kopfschmerz vom Spannungstyp
Die *vierte* Stelle der Codenummer in Gruppe 2 zeigt den wahrscheinlichen ursächlichen Faktor an:
0. Ein ursächlicher Faktor ist nicht feststellbar.
1. Mehr als einer der Faktoren 2 bis 8 (in der Reihenfolge der Bedeutung)
2. Oromandibuläre Funktionsstörung (frühere Begriffe: myofaziales Schmerzsyndrom, Kiefergelenkssyndrom, Costen-Syndrom, kraniomandibuläre Dysfunktion)
3. Psychosozialer Streß (DSM III-R-Kriterien)
4. Angst (DSM III-R-Kriterien)
5. Depression (DSM III-R-Kriterien)
6. Kopfschmerz als Wahn oder Vorstellung (frühere Begriffe: psychogener Kopfschmerz, Konversionskopfschmerz)
7. Mißbrauch von Medikamenten gegen Kopfschmerz vom Spannungstyp mit einer oder mehreren der nachfolgenden Bedingungen:
   a) leichte Analgetika in einer Dosis von mehr als 45 g Aspirin monatlich oder äquivalente Dosen eines anderen Analgetikums,
   b) morphinartige Medikamente mehr als zweimal im Monat,
   c) Benzodiazepine in einer Dosis von mehr als 300 mg Diazepam monatlich oder äquivalente Dosen anderer Benzodiazepine.
8. Eine der Kopfschmerzformen, die in den Gruppen 5 bis 11 dieser Klassifikation aufgelistet sind. Dies gilt dann, wenn der bereits vorher

vorhandene Kopfschmerz vom Spannungstyp in enger zeitlicher Beziehung mit einer der Kopfschmerzformen aus den Gruppen 5 bis 11 um 100% oder mehr (gemessen an den Kopfschmerztagen verschlimmert wird. Tritt der Kopfschmerz erstmalig in enger zeitlicher Beziehung mit einer der Kopfschmerzformen aus den Gruppen 5 bis 11 auf, so ist dort zu codieren.

3. Clusterkopfschmerz und chronische paroxysmale Hemikranie
3.1. Clusterkopfschmerz
Idiopathisches Kopfschmerzleiden mit Attacken eines schweren, streng einseitig lokalisierten Schmerzes orbital, supraorbital und/oder temporal von 15 bis 18 Minuten Dauer und einer Häufigkeit von einer Attacke jeden zweiten Tag bis zu acht Attacken pro Tag.

Ein oder mehrere der nachfolgend genannten Begleitsymptome kommen vor: konjunktivale Injektion, Lakrimation, Kongestion der Nase. Rhinorrhö, vermehrtes Schwitzen im Bereich von Stirn und Gesicht, Miosis, Ptosis, Lidödem. Die Attacken treten in Serien auf, die Wochen oder Monate dauern (sogenannte Clusterperioden). Zwischengeschaltet sind Remissionszeiten, die üblicherweise Monate oder Jahre dauern. Etwa 10% der Patienten bieten einen chronischen Verlauf (frühere Begriffe: Bingsche Erythroprosopalgie, Horton-Syndrom, Histaminkopfschmerz, Neuralgie des Ganglion sphenopalatinum, Sluder-Neuralgie)

3.1.1. Clusterkopfschmerz mit noch nicht abschätzbarem Verlauf
Alle Kriterien gemäß 3.1., eine Klassifikation nach 3.1.2. oder 3.2.3. ist noch nicht möglich.

3.1.2. Episodischer Clusterkopfschmerz
Episodischer Clusterkopfschmerz tritt mit Perioden auf, die 7 Tage bis zu einem Jahr dauern. Schmerzfreie Intervalle von 14 Tagen oder länger sind zwischengeschaltet.

3.1.3. Chronischer Clusterkopfschmerz
Die Attacken treten länger als ein Jahr ohne Remission oder mit einer Remissionsdauer von weniger als 14 Tagen auf.

3.2. Chronische paroxysmale Hemikranie
Attacken mit weitgehend den gleichen Schmerzcharakteristika, Symptomen und Zeichen des Clusterkopfschmerzes, die aber kürzer dauern, wesentlich häufiger auftreten, ganz überwiegend bei Frauen, und die zuverlässig auf Indometacin ansprechen (früherer Begriff: Sjaastad-Syndrom).

3.3. Clusterkopfschmerzartige Störungen, die nicht die obigen Kriterien erfüllen
Kopfschmerzattacken, die dem Formenkreis des Clusterkopfschmerzes oder der chronischen paroxysmalen Hemikranie zugerechnet werden, aber nicht vollständig die operationalen diagnostischen Kriterien für eine der Formen

des Clusterkopfschmerzes oder der chronischen paroxysmalen Hemikranie erfüllen.

4. Verschiedenartige Kopfschmerzformen ohne begleitende strukturelle Läsion

4.1. Idiopathischer stechender Kopfschmerz
Spontan auftretende schmerzende Stiche im Kopf ohne organische Erkrankung des betroffenen Gebietes oder eines Hirnnervs (früher: Eispickel-Schmerz).

4.2. Kopfschmerz durch äußeren Druck
Durch fortgesetzte Druckreizung von Hautnerven hervorgerufener Kopfschmerz, z.B. durch ein Kopfband, einen engen Hut oder eine Brille, die zum Schutz der Augen beim Schwimmtraining getragen wird (früher: Schwimmbrillen-Kopfschmerz).

4.3. Kältebedingter Kopfschmerz
Kopfschmerz nach Exposition des Kopfes gegenüber niedrigen Temperaturen.

4.4. Benigner Hustenkopfschmerz
Durch Husten hervorgerufener Kopfschmerz bei Ausschluß jeglicher intrakranieller Erkrankung.

4.5. Benigner Kopfschmerz durch körperliche Anstrengung
Kopfschmerz, hervorgerufen durch jede Form von Anstrengung.

4.6. Kopfschmerz bei sexueller Aktivität
Kopfschmerz, der hervorgerufen wird durch Masturbation oder Koitus. In der Regel beginnt er als dumpfer, bilateraler Schmerz bei zunehmender sexueller Erregung und intensiviert sich schlagartig während des Orgasmus. Intrakranielle Erkrankungen bestehen nicht.
(Diese Kopfschmerzform ist aller Erfahrung nach bei Jugendlichen bisher unbekannt.)

5.–11. Sekundäre Kopfschmerzsyndrome mit symptomatischer Ausprägung. Die Klassifikation orientiert sich an der Ätiologie und soll hier deshalb nicht weiter besprochen werden.

12. Kopf- und Gesichtsneuralgien, Schmerz bei Affektionen von Nervenstämmen und Deafferentierungsschmerzen
In der Gruppe 12 bestehen ätiologische Unsicherheiten (z.B. idiopathische Trigeminusneuralgie). Trotz ihrer geringen Relevanz für das Kindes- und Jugendalter sollen diese Erkrankungen aus Gründen des Überblicks kurz beschrieben werden.

12.1. Anhaltender (nicht anfallsartiger) Schmerz durch Erkrankungen von Hirnnerven
Schmerz im Versorgungsbereich eines oder mehrerer Hirnnerven und/oder der Nervenwurzeln C2 und C3 mit oder ohne Projektion in benachbarte Gebiete.

Nachweis einer relevanten Schädigung, Schmerzbeginn in zeitlichem Zusammenhang mit der Läsion, Besserung mit erfolgreicher Behandlung oder spontaner Remission der Läsion.

12.1.1. Kompression oder Distorsion von Hirnnerven oder der 2. oder 3. Zervikalwurzel
Kopf- oder Gesichtsschmerz durch direkte Affektion eines oder mehrerer Nerven, die afferente noziceptive Fasern von Kopf und Hals führen.

12.1.2. Demyelinisierende Erkrankungen von Hirnnerven
12.1.2.1. Optikusneuritis
Schmerz hinter einem Auge, verbunden mit einer durch Demyelinisation des Nervus opticus hervorgerufenen Störung des zentralen Sehens.

12.1.3. Hirnnerveninfarkt
Nur als Einzelbeobachtung im Sinne der ophthalmoplegischen Migräne beim Säugling beschrieben. Im Kindesalter keine typischen Infarktverläufe bekannt.

12.1.3.1. Diabetische Neuropathie
Schmerz in der Augen- oder Stirnregion und Okulomotoriusparese diabetischer Ursache.

12.1.4. Entzündiche Hirnnervenstörungen
12.1.4.1. Herpes zoster
Gesichtsschmerz, hervorgerufen durch akuten Herpes zoster.

12.1.5. Tolosa-Hunt-Syndrom
Episodischer Orbitalschmerz in Verbindung mit einer Parese des dritten, vierten oder sechsten Hirnnervs oder mehrerer dieser Hirnnerven. Die Störung klingt spontan ab, kann aber rezidivieren und remittieren.

12.1.6. Nacken-Zungen-Syndrom
Schmerz und Taubheit im Versorgungsgebiet des N. lingualis und der zweiten Zervikalwurzel, Auslösung durch plötzliches Drehen odes Kopfes.

12.1.7. Andere Ursachen für Dauerkopfschmerz bei Hirnnervenläsion
Reserveplatz für nicht erfaßte zukünftige Formen.

12.2.1. Idiopathische Trigeminusneuralgie
Die Trigeminusneuralgie ist eine schmerzhafte einseitige Affektion des Gesichtes. Sie ist durch kurzen, stromstoßartigen (lanzinierenden) Schmerz charakterisiert, der auf den Versorgungsbereich eines oder mehrerer Äste des Nervus trigeminus begrenzt ist. Der Schmerz wird gewöhnlich durch verschiedene Stimuli ausgelöst, z.B. durch Waschen, Rasieren, Sprechen und Zähneputzen, er kann aber auch spontan auftreten. Er beginnt und endet plötzlich, Remissionen über unterschiedliche Perioden hinweg sind möglich.

12.2.2. Symptomatische Trigeminusneuralgie
12.2.2.1. Kompression von Trigeminuswurzel/Ganglion Gasseri
Der Schmerz unterscheidet sich nicht von dem der Trigeminusneuralgie, wird aber durch eine nachweisbare strukturelle Läsion hervorgerufen.

12.2.2.2. Zentrale Läsionen
Auftreten einer Trigeminusneuralgie im Verlauf einer klinisch gesicherten multiplen Sklerose oder als Folge eines Hirnstamminfarktes.

12.3. Glossopharyngeusneuralgie
12.3.1. Idiopathische Glossopharyngeusneuralgie
Die Glossopharyngeusneuralgie ist durch einen starken, kurzzeitigen stechenden Schmerz im Bereich des Ohres, am Zungenrand, in der Tonsillennische oder neben dem Kieferwinkel charakterisiert. Der Schmerz wird also nicht nur im Versorgungsbereich des N. glossopharyngeus, sondern auch im Versorgungsbereich von aurikulären und pharyngealen Ästen des N. vagus empfunden. Er wird gewöhnlich durch Schlucken, Sprechen und Husten ausgelöst, er kann auch nach Art der Trigeminusneuralgie remittieren und rezidivieren.

12.3.2. Symptomatische Glossopharyngeusneuralgie
Wie 12.3.1. mit dem Zusatz, daß der Schmerz zwischen den Paroxysmen persistieren kann und eine Sensibilitätsstörung im Versorgungsgebiet des N. glossopharyngeus oder N. vagus gefunden werden kann.

12.4. Nervus-intermedius-Neuralgie
Eine seltene Erkrankung, charakterisiert durch kurze Schmerzparoxysmen in der Tiefe des Gehörganges.

12.5. Laryngicus-superior-Neuralgie
Eine seltene Erkrankung, die durch starken Schmerz im seitlichen Bereich des Rachens, in der Submandibularregion und unterhalb des Ohres chrakterisiert ist. Auslösende Faktoren sind Schlucken, lautes Rufen oder Drehen des Kopfes.

12.6. Okzipitalneuralgie
Paroxysmaler stechender Schmerz im Versorgungsbereich des N. occipitalis major oder minor, mit begleitender Hypästhesie oder Dysästhesie im betroffenen Gebiet. Häufig mit Druckschmerzhaftigkeit über den betroffenen Nerven verbunden.

12.7. Zentrale Ursachen von Kopf- und Gesichtsschmerzen, die nicht dem Typ der Trigeminusneuralgie entsprechen
12.7.1. Anaesthesia dolorosa
Schmerzhafte Anästhesie oder Dysästhesie, häufig in Zusammenhang mit einem chirurgischen Eingriff am Ganglion Gasseri, am häufigsten nach Rhizotomie oder Thermokoagulation wegen einer idiopathischen Trigeminusneuralgie. Auch Verletzungen im Bereich des Trigeminuskomplexes und selten vaskuläre Läsionen innerhalb der zentralen Trigeminusbahn können eine Anaesthesia dolorosa hervorrufen.

12.7.2. Thalamusschmerz
Einseitiger Gesichtsschmerz und Dysästhesien nach einer Läsion der trigeminothalamischen Bahnen oder des Thalamus. Die Symptome können auch den Stamm und die Extremitäten der gleichen Seite betreffen.

12.8. Gesichtsschmerz, der nicht die Kriterien der Gruppen 11 und 12 erfüllt
Persistierender Gesichtsschmerz ohne die Charakteristika der bisher klassifizierten kranialen Neuralgien, ohne somatische Befunde oder nachweisbare organische Ursachen (früher verwendete Begriffe: atypischer Gesichtsschmerz, atypischer Zahnschmerz).

Die neue Klassifikation der IHS besitzt eine komplexe Struktur und hat gleichzeitig einige bekannte Begriffe, wie Cephalaea vasomotorica, klassische Migräne oder Bing-Horton-Syndrom ersetzt. Bekannte Kopfschmerzentitäten, wie die Sluder-Neuralgie oder das Syndrom des verlängerten Processus styloideus, werden nicht mehr anerkannt. Die Gruppe 2 mit den verschiedenen Kopfschmerzformen vom Spannungstyp erscheint aufgrund ihrer Inhomogenität in der vorliegenden Form problematisch. Besonderheiten des Kopfschmerzes bei Kindern sind in der Klassifikation nur marginal berücksichtigt. Eine geänderte und ergänzte Auflage ist zu erwarten und für das Jahr 1993 geplant. Bereits jetzt ist jedoch die IHS-Klassifikation in wissenschaftlichen Vorträgen und wissenschaftlichen Publikationen zum Standard geworden. Aber auch in der Versorgung von Kopfschmerzpatienten ist sie von praktischem und didaktischem Nutzen.

2.5 Literatur

Ad Hoc Committee on Classification of Headache (1962) Classification of Headache. Arch Neurol 6:173

Farkas V, Pothmann R (1988) Differentialdiagnose. Chronische Schmerzen im Kindesalter. Hippokrates, Stuttgart, S 63–71

Göbel H, Ensink FBM, Krapat S, Weigle L, Christiani K, Soyka D (1992) Objektive und standardisierte Kopfschmerzdiagnostik mit dem Personalcomputer. Med Welt 43: 535–544

Headache Classification Committee of the International Headache Society (1988) Classification and diagnostic criteria for headache disorders, cranial neuralgias and facial pain. Cephalalgia 8 (Suppl 7):1ff

Heyck H (1982) Der Kopfschmerz. 5. Aufl. Thieme, Stuttgart

Kopfschmerzklassifikationskomitee der Internationalen Kopfschmerzgesellschaft (1989) Klassifikation und diagnostische Kriterien für Kopfschmerzerkrankungen, Kopfneuralgien und Gesichtsschmerz. Nervenheilkunde 8:161 ff

McHenry LC jr (1969) Garrison's history of neurology. Thomas Springfield, Illinois

Pothmann R (1992) Zur Therapie kindlicher Kopfschmerzen. Der Kinderarzt 23: 794–798

Schlake HP (1989) Zur Klinik und Klassifikation der Migräne. Der Schmerz 3:171–179

Schmidt RG (1990) Kopfschmerzen im Kindesalter. Kinderarzt 21: 529–540

Soyka D (1989) Der Kopfschmerz, 2. Aufl. Edition Medizin, Weinheim

3 Epidemiologie

3.1 Einleitung

Nach Gerber (1990) gehört die Migräne zu einer der empirisch ausführlich untersuchten Krankheiten bei Erwachsenen. Auffallend ist dabei jedoch das breite Spektrum der Angaben zur Prävalenz, das zwischen 0,06 und 23% liegt und im Laufe der letzten 60 Jahre zugenommen hat (Bruyn 1983). Für die erwachsene Bevölkerung in der Bundesrepublik wurde über den Gießener Beschwerdebogen (Brähler 1978) herausgefunden, daß 51,6% der Männer und 31,3% der Frauen über Kopfschmerzen klagen, die insgesamt für 27% der Befragten ein nicht zu vernachlässigendes Problem sind. 10% leiden sehr stark darunter, wobei Frauen stärker und häufiger betroffen sind als Männer. Nach Zenz et al. (1983) unterscheiden sich Jugendliche in der Pubertät von diesen Zahlen nicht. Goldstein und Chen (1982) gehen allerdings davon aus, daß Erwachsene (Männer 9,1%, Frauen 16,1%) mit höherer Wahrscheinlichkeit an Migräne erkranken als Kinder (Jungen 3,4%, Mädchen 4%).

Vor mehr als 30 Jahren veröffentlichte Bille in Schweden die erste große epidemiologische Studie zu Kopfschmerzen bei Kindern (1962). Danach litten bis zu 45% der Kinder an Kopfschmerzen, davon 4,5 % an Migräne. Die durchschnittlichen Angaben verschiedener Autoren schwankten zwischen 3 und 7% relativ wenig (Goldstein u. Chen 1982). Die Erstmanifestation betrifft zunächst durchschnittlich mit 10,2 Jahren die Jungen, Mädchen sind bei Ausbruch der Erkrankung 14,1 Jahre alt (Dalsgaard-Nielsen 1970). Ende der 70er Jahre stellte Sillanpää einen Anstieg der Kopfschmerzprävalenz bei 14jährigen Schülern in Finnland auf 69% fest (1983). Auch einige neuere Untersuchungen aus den Niederlanden und Italien bestätigen den Trend, daß die Kopfschmerzhäufigkeit bei Kindern ansteigt (Lanzi 1980; Passchier & Orlebecke 1985; Manzoni et al. 1989; Piattella et al 1989; Saraceni et al. 1989). Die unterschiedlichen Ergebnisse weisen vermutlich auf die verschiedenen Untersuchungsmethoden hin, so daß die Ergebnisse sich nur schwer vergleichen lassen (Sparks 1978; Bruyn 1983).

Epidemiologische Daten verbergen das eigentliche gesundheitspolitische Problem, das sich z.B. in häufigen Arztkonsultationen und Krankschreibungen niederschlägt, und das, obwohl nur jeder fünfte Kopfschmerzpatient sich wegen der Kopfschmerzen ärztlich behandeln läßt (Bischoff et al 1990). Ähnliches läßt sich für Kopfschmerzen bei Kindern und Jugendlichen vermuten.

Die Vernachlässigung des kindlichen Kopfschmerzes erklärt sich teilweise dadurch, daß Kopfschmerzen als hinzunehmende, unvermeidbare Störung angesehen werden. Die Verhaltens- und damit Leistungsbeeinträchtigungen in Folge von Kopfschmerzen (Kröner-Herwig 1990) zwingen jedoch, nach Ursachen, Häufigkeiten und Therapiemöglichkeiten zu suchen. Gerade für Kinder und Jugendliche ist dies notwendig, um frühzeitig und wirkungsvoll negativen Lernmustern bezüglich Krankheitsverhalten und speziell Tablettenkonsum entgegentreten zu können.

Bei fehlenden epidemiologischen Daten für Deutschland wurde eine Erhebung zur Kopfschmerzsituation an Schulen der Stadt (Wuppertal, 390 000 Einwohner) und der Umgebung (Landkreis Mettmann) geplant. Hierzu wurde ein spezieller Fragebogen entworfen. Zugrunde lagen operante Kriterien zur Beschreibung von Kopfschmerzen, die von Kinderkopfschmerz-Experten evaluiert wurden. Der Fragebogen wurde dann an mehreren hundert Kindern der verschiedenen Altersstufen auf sprachliches und inhaltliches Verständnis hin überprüft und angepaßt.

3.2 Methoden

3.2.1 Untersuchungsinstrument

Der im folgenden aufgeführte Fragebogen wurde während der gesamten Erhebung verwendet.

Fragebogen zu Kopfschmerzen bei Schülern

In diesem Fragebogen geht es um Kopfschmerzen, die Kinder haben. Es wäre schön, wenn auch Du darüber etwas sagen könntest. Deine Antworten können dem Arzt helfen, die Behandlung von Kopfschmerzen bei Kindern zu verbessern.
Bitte fülle den Fragebogen sorgfältig aus.
Der Fragebogen wird nicht mit Deinem Namen versehen.
Vielen Dank für Deine Mitarbeit.

Kreuze jeweils das an, was auf Dich zutrifft:

1. **Wann wurdest Du geboren?** Jahr...... Monat..........

2. ❑ Ich bin ein **Mädchen**
   ❑ Ich bin ein **Junge**

3. ❑ Ich hatte schon einmal **Kopfschmerzen**
   ❑ Ich hatte noch **nie Kopfschmerzen**

Die folgenden Fragen mußt Du nur beantworten, wenn Du bereits einmal Kopfschmerzen gehabt hast:

4. **Kannst Du Dich erinnern, wann Du zum ersten Mal Kopfschmerzen hattest?**
   ❑ erst vor kurzem (in diesem Jahr)
   ❑ als ich schon in der Schule war

- ❏ schon als kleines Kind
- ❏ weiß ich nicht

5. Wie oft kommen bei Dir die Kopfschmerzen vor?
- ❏ jeden Tag
- ❏ jede Woche
- ❏ jeden Monat
- ❏ seltener

6. Wie lange dauern jeweils die Kopfschmerzen?
- ❏ nur kurze Zeit
- ❏ einen halben Tag
- ❏ den ganzen Tag
- ❏ länger als einen Tag

7. Kommen die Kopfschmerzen
- ❏ schnell oder
- ❏ langsam ?

8. Wann beginnen die Kopfschmerzen meistens?
- ❏ morgens
- ❏ vormittags
- ❏ nachmittags
- ❏ abends
- ❏ unterschiedlich

9. Wo genau hast Du Kopfschmerzen? (mehrere Kreuze möglich)
- ❏ vorne
- ❏ hinten
- ❏ an einer Seite
- ❏ an beiden Seiten
- ❏ am ganzen Kopf
- ❏ unterschiedlich

10. Wie fühlen sich die Kopfschmerzen an?
- ❏ drückend
- ❏ stechend
- ❏ klopfend
- ❏ dröhnend
- ❏ unterschiedlich

11. **Wie stark sind die Kopfschmerzen normalerweise?**
    - ❏ leicht
    - ❏ mittelstark
    - ❏ stark
    - ❏ nicht auszuhalten
    - ❏ unterschiedlich stark

12. **Wann treten Deine Kopfschmerzen häufig auf?**
    (mehrere Kreuze möglich)
    - ❏ wenn ich Sport treibe
    - ❏ wenn ich nicht genug geschlafen habe
    - ❏ bei Ärger
    - ❏ bei Freude
    - ❏ wenn ich viel Süßigkeiten gegessen habe
    - ❏ in der Schule
    - ❏ beim Fernsehen/Computerspielen
    - ❏ beim Autofahren
    - ❏ wenn ich erkältet bin
    - ❏ bei Wetterwechsel
    - ❏ bei anderen Gelegenheiten

13. Wenn Du eben **„bei Ärger"** oder **„in der Schule"** angekreuzt hast, beantworte bitte noch folgende Fragen:

Die Kopfschmerzen treten häufig auf (mehrere Kreuze möglich)
- ❏ wenn ich traurig oder enttäuscht bin
- ❏ wenn ich Ärger in der Familie habe
- ❏ wenn ich Ärger mit dem Lehrer habe
- ❏ wenn ich Streit mit Klassenkameraden habe
- ❏ wenn ich schlechte Zensuren habe
- ❏ vor oder nach Klassenarbeiten

14. **Hast Du gleichzeitig mit Deinen Kopfschmerzen noch andere Beschwerden?**
    (mehrere Kreuze möglich)
    - ❏ nein
    - ❏ ja, nämlich
        - ❏ mir ist dabei schlecht
        - ❏ ich muß brechen
        - ❏ ich habe Bauchschmerzen
        - ❏ mir ist schwindelig
        - ❏ ich sehe „Sternchen" vor den Augen
        - ❏ mich stört helles Licht

☐ mich stören laute Geräusche
☐ ich habe ein komisches Gefühl in der Hand
☐ ich habe Schwierigkeiten beim Sprechen
☐ ich kann einen Arm schlecht bewegen

15. **Was machst Du normalerweise, wenn die Kopfschmerzen beginnen?**
☐ ich kann weitermachen, was ich gerade tue
☐ ich muß aufhören
☐ ich muß eine kurze Pause machen
☐ ich muß mich hinlegen

16. **Welche Mittel helfen bei Deinen Kopfschmerzen am besten?**
(mehrere Kreuze möglich)
☐ Kühlen des Kopfes
☐ Hinlegen/Zimmer abdunkeln
☐ Entspannen
☐ Ablenken
☐ Schmerzmittel nehmen
☐ nichts Besonderes

17. **Hast Du wegen Deiner Kopfschmerzen schon einmal einen Arzt aufgesucht?**
☐ nein
☐ ja

18. **Hat Dir der Arzt gegen Deine Kopfschmerzen eine Medizin verordnet?**
☐ nein
☐ ja

19. **Bist Du oft oder dauernd krank?**
☐ nein
☐ ja, ich habe ……………………………………

Fragen zur Familiensituation:

20. **Wieviel Geschwister hast Du?**
☐ keine
☐ 1
☐ 2
☐ 3
☐ mehr als 3

21. **Lebst Du zusammen**
    - ☐ mit Deinen Eltern
    - ☐ mit Deiner Mutter allein
    - ☐ mit Deinem Vater allein
    - ☐ mit Pflegeeltern, Großeltern ?

22. **Kommen in Deiner Familie Kopfschmerzen oder Migräne vor?**
    - ☐ weiß ich nicht
    - ☐ nein
    - ☐ ja, nämlich bei..

23. Welchen **Beruf** hat
    Deine **Mutter**..................................?
    Dein **Vater**..?

24. Aus welchem **Land** stammst Du?
    - ☐ Deutschland
    - ☐ Türkei
    - ☐ Italien
    - ☐ Griechenland
    - ☐ Jugoslawien
    - ☐ Marokko
    - ☐ anderes Land:...............

Wenn Du noch etwas sagen möchtest, kannst Du das hier hinschreiben:

_____
_____
_____
_____
_____
_____
_____

3.2.2 Untersuchungsdesign

5283 Schüler der deutschen Großstadt Wuppertal (ca. 390 000 Einwohner), und zwar der dritten (8–9 Jahre), der sechsten (12–13 Jahre) und der neunten Klassen (15–16 Jahre) wurden schriftlich befragt. Es handelte sich um Grundschüler, Hauptschüler, Realschüler, Gymnasiasten und Gesamtschüler, davon weiblich: 2662 und männlich: 2576. Die im weiteren verwendeten Daten entsprechen einer repräsentativen *Drittelauswahl* aller Wuppertaler der 3., 6. und 9. Klassen, d.h. insgesamt 3178 Schülern.

Darüber hinaus wurden 1657 Schüler aus dem benachbarten Landkreis Mettmann untersucht: Grundschüler, Hauptschüler, Realschüler, Gymnasiasten, davon weiblich: 849 und männlich: 808. Dies entspricht einer ca. 20%igen Auswahl, wobei nur Schulen in ländlichen Gegenden herangezogen wurden.

Die Untersuchung in Wuppertal wurde von Oktober 1989 – Februar 1990 durchgeführt, die in Mettmann von November 1990 – Februar 1991. Der Kopfschmerzfragebogen wurde im Klassenverband unter Anleitung von ein bis zwei Betreuern während einer Schulstunde ausgefüllt. Ergebnisse eines zusätzlichen psychologischen Angst- und Depressionsfragebogens bleiben im Rahmen der vorliegenden Auswertungen unberücksichtigt.

Folgende **Fragestellungen** sollten beantwortet werden:
Wieviele Kinder leiden unter Kopfschmerzen (KS)?
Wieviele leiden unter Spannungskopfschmerz?
Wieviele leiden unter Migräne?
Wieviele Kinder sind aufgrund eines hohen Leidensdruckes behandlungsbedürftig?
Gibt es bei Kopfschmerzen Unterschiede zwischen Mädchen und Jungen?
Unterscheiden sich Kinder verschiedenen Alters in ihren Kopfschmerzen?
Liegen Unterschiede in den verschiedenen Schultypen vor?
Welches sind die Auslöser für die Kopfschmerzen?
Haben Schüler in städtischen Wohngebieten häufiger Kopfschmerzen als Schüler in ländlicher Umgebung?
Welche Folgen können Kopfschmerzen bei Kindern und Jugendlichen für ihr weiteres Leben haben?

Im vorliegenden Ansatz werden Spannungskopfschmerz von Migräne und Kopfschmerzen unterschieden, die eher sporadisch auftreten, Kopfschmerzen mit geringem Leidensdruck von solchen, die mit hohem Leidensdruck verbunden und also behandlungsbedürftig sind.
Die *Klassifikation* der verschiedenen Kopfschmerzformen erfolgte in Anlehnung an die Kriterien der Internationalen Kopfschmerzgesellschaft (IHS, 1988; s. Kap. 3.). Daraus ergibt sich verkürzt dargestellt folgende Einteilung:
Spannungskopfschmerz: bilateraler Kopfschmerz, langsamer Beginn, *keine* vegetativen oder neurologischen Begleiterscheinungen.

Migräne ohne Aura: anfallsartige Kopfschmerzen, betont einseitig, vegetative Begleitsymptome wie Übelkeit, Erbrechen, Photo-, Phonophobie.
Migräne mit Aura: wie Migräne ohne Aura, zusätzlich neurologische Zusatzsymptome wie Augenflimmern, Ataxie, Aphasie, Parästhesien oder Paresen.

So bietet die Häufigkeit (Frage 5) und Dauer von Kopfschmerzen (Frage 6) einen Unterscheidungshinweis zwischen Spannungskopfschmerzen und der Migränegruppe, ebenso wie die Frage nach der Schnelligkeit, mit der die Kopfschmerzen auftreten (Frage 7). Die Beantwortung der Frage nach den Beschwerden, die gleichzeitig mit den Kopfschmerzen auftreten (Frage 14), liefert Unterscheidungsmerkmale für Migräne ohne und mit Aura.
Die Lokalisation der Kopfschmerzen, die Schmerzqualität und die Schmerzstärke dienen noch als zusätzliche interpretative Stütze zur Unterscheidung von Spannungskopfschmerz und Migräne (Fragen 9, 10, 11).

Kriterien für ausgeprägten Leidensdruck: Die Behandlungsbedürftigkeit von Kopfschmerzen richtet sich unabhängig vom Kopfschmerztyp wesentlich nach der Häufigkeit des Auftretens und der Schmerzintensität. Um die Notwendigkeit für therapeutische Interventionen abschätzen zu können, ist es somit erforderlich, den Anteil der Kinder und Jugendlichen festzustellen, die an Kopfschmerzen leiden. Hierzu wurden folgende Items herangezogen: *Schmerzintensität* (stark oder nicht auszuhalten), *Häufigkeit* (täglich oder wöchentlich), *Dauer* (ganzer Tag und länger) sowie *Schmerzmitteleinnahme*. Ein ausgeprägter Leidensdruck wurde angenommen, wenn zwei bis vier dieser Kriterien erfüllt waren.

3.3 Ergebnisse

Von den insgesamt 6895 untersuchten Schülern gaben in der repräsentativen Stichprobe (n = 4835) 90,2% in Wuppertal bzw. 86,1% in Mettmann an, bereits Kopfschmerzerfahrung zu haben (p < 0,001). Diese 4293 Schüler bilden die weitere Berechnungsgrundlage.

Tab. 2: Antworten im Fragebogen nach Häufigkeit für die beiden Erhebungsgebiete getrennt und für die Gesamtstichprobe zusammengefaßt dargestellt

	Wuppertal			Mettmann			gesamt	
Frage	n	[%]	miss	n	[%]	miss	n	[%]
Klassenstufen:	3178	[100%]	0	1657	[100%]	0	4835	[100%]
3. Klasse	1189	[37,4%]		541	[32,6%]		1730	[35,8%]
6. Klasse	1005	[31,6%]		504	[30,4%]		1509	[31,2%]
9. Klasse	984	[31,0%]		612	[36,9%]		1596	[33,0%]
Geschlecht:	3178	[100%]	0	1657	[100%]	0	4835	[100%]
weiblich	1568	[49,3%]		849	[51,2%]		2417	[49,9%]
männlich	1610	[50,7%]		808	[48,8%]		2418	[50,0%]

Kopfschmerzen:	3178	[100%]	0	1657	[100%]	0	4835	[100%]
ja	2866	[90,2%]	(p<0,001)	1427	[86,1%]		4293	[88,8%]
nein	312	[9,8%]		230	[13,9%]		542	[11,2%]
Kopfschmerzbeginn:	2858	[100%]	8	1381	[100%]	46	4239	[100%]
erst vor kurzem	517	[18,1%]		245	[17,7%]		762	[18,0%]
in der Schule	766	[24,8%]		370	[26,8%]		1136	[26,8%]
als kl. Kind	477	[16,7%]		209	[15,1%]		686	[16,2%]
weiß nicht	1098	[38,4%]		557	[40,3%]		1655	[39,0%]
Häufigkeit:	2854	[100%]	12	1404	[100%]	23	4258	[100%]
jeden Tag	164	[5,7%]	80		[5,7%]		244	[5,7%]
jede Woche	431	[15,2%]		228	[16,2%]		661	[15,5%]
jeden Monat	467	[16,4%]		250	[17,8%]		717	[16,8%]
seltener	1790	[62,7%]		846	[60,3%]		2636	[61,9%]
Dauer:	2849	[100%]	17	1383	[100%]	44	4232	[100%]
kurz	1346	[47,2%]		629	[45,5%]		1975	[46,7%]
halber Tag	902	[31,7%]		492	[35,6%]		1394	[32,9%]
ganzer Tag	420	[14,7%]		191	[13,8%]		611	[14,4%]
länger	181	[6,4%]		71	[5,1%]		252	[6,0%]
Geschwindigkeit:	2814	[100%]	52	1390	[100%]	37	4204	[100%]
schnell	1285	[45,7%]		671	[48,3%]		1956	[46,5%]
langsam	1529	[54,3%]		719	[51,7%]		2248	[53,5%]
Beginn:	2850	[100%]	16	1377	[100%]	50	4227	[100%]
morgens	296	[10,4%]		135	[9,8%]		431	[10,2%]
vormittags	282	[9,9%]		188	[13,7%]		470	[11,1%]
nachmittags	377	[13,2%]		178	[12,9%]		555	[13,1%]
abends	148	[13,2%]		55	[4,0%]		203	[4,8%]
unterschiedlich	1747	[61,3%]		821	[59,6%]		2568	[60,8%]
Lokalisation:	2860	[100%]	6	1417	[100%]	10	4277	[100%]
vorn	1126	[39,4%]		513	[36,2%]		1639	[100%]
hinten	237	[8,3%]		121	[8,5%]		358	[8,4%]
einseitig	401	[14,0%]		204	[14,4%]		605	[14,1%]
beidseits	549	[19,2%]		279	[19,7%]		828	[19,4%]
ganzer Kopf	563	[19,7%]		282	[19,9%]		845	[19,8%]
unterschiedlich	1057	[37,0%]		602	[42,5%]		1659	[38,8%]
Schmerzqualität:	2847	[100%]	19	1335	[100%]	92	4182	[100%]
drückend	801	[28,1%]		373	[27,9%]		1174	[28,1%]
stechend	335	[11,8%]		182	[13,6%]		517	[12,4%]
klopfend	322	[11,3%]		140	[10,5%]		462	[11,0%]
dröhnend	303	[10,6%]		186	[13,9%]		489	[11,7%]
unterschiedlich	1086	[38,1%]		454	[34,0%]		1540	[36,8%]
Schmerzstärke:	2850	[100%]	16	1378	[100%]	49	4228	[100%]
leicht	474	[16,6%]		200	[14,5%]		674	[15,9%]
mittelstark	919	[32,2%]		463	[33,6%]		1382	[32,7%]
stark	372	[13,1%]		176	[12,8%]		548	[13,0%]
nicht auszuhalten	186	[6,5%]		70	[5,1%]		256	[6,1%]
unterschiedlich	899	[31,5%]		469	[34,0%]		1368	[32,4%]

Epidemiologie 29

Auslöser:	2833	[100%]	33	1416	[100%]	11	4249	[100%]
Sport	419	[14,8%]		206	[14,5%]		625	[14,7%]
Schlafmangel	763	[26,9%]		399	[28,2%]		1162	[27,3%]
Ärger	857	[30,3%]		384	[27,1%]		1241	[29,2%]
Freude	62	[2,2%]		26	[1,8%]		88	[2,1%]
Süßigkeiten	74	[2,6%]		35	[2,5%]		109	[2,6%]
Schule	939	[33,1%]		527	[37,2%]		1466	[34,5%]
TV, Computer	539	[19,0%]		354	[25,0%]		893	[21,0%]
Autofahren	443	[15,6%]		233	[16,5%]		676	[15,9%]
Erkältung	1081	[38,2%]		576	[40,7%]		1657	[39,0%]
Wetterwechsel	845	[29,8%]		428	[30,2%]		1273	[30,0%]
andere	714	[25,2%]		383	[27,0%]		1097	[25,8%]
Mehrfachnennungen	6736	[237,7%]		3551	[250,7%]		10287	[242,1%]
Bei Ärger/Schule:	1593	[100%]	1273	738	[100%]	689	2331	[100%]
traurig/enttäuscht	567	[35,6%]		292	[39,6%]		859	[36,9%]
Ärger in Familie	657	[41,2%]		306	[41,5%]		963	[41,3%]
Ärger mit Lehrer	223	[14,0%]		108	[14,6%]		331	[14,2%]
Streit m. Schülern	346	[21,7%]		146	[19,8%]		492	[21,1%]
schlechte Zensuren	256	[16,1%]		126	[17,1%]		382	[16,4%]
Klassenarbeiten	561	[35,2%]		299	[40,5%]		860	[36,9%]
Zusatz-								
beschwerden:	1945	[68,0%]	5	944	[67,0%]	17	2889	[67,6%]
Übelkeit	586	[20,5%]		287	[20,4%]		873	[20,4%]
Erbrechen	195	[6,8%]		88	[6,2%]		283	[6,6%]
Bauchschmerzen	416	[14,5%]		189	[13,4%]		605	[14,2%]
Schwindel	1054	[36,8%]		553	[39,2%]		1607	[37,6%]
„Sternchen"-Sehen	191	[6,7%]		110	[7,8%]		301	[7,0%]
lichtempfindlich	587	[20,5%]		328	[23,3%]		915	[21,4%]
lautempfindlich	758	[26,5%]		365	[25,9%]		1123	[26,3%]
Gefühlsstörung	125	[4,4%]		43	[3,0%]		168	[3,9%]
Sprechstörung	117	[4,1%]		45	[3,2%]		162	[3,8%]
Bewegungsstörung	66	[2,3%]		22	[1,6%]		88	[2,1%]
Verhalten								
bei KS:	2842	[100%]	24	1334	[%100]	93	4227	[100%]
weitermachen	739	[26,0%]		368	[27,6%]		1107	[26,5%]
aufhören	214	[7,5%]		93	[7,0%]		307	[7,4%]
kurze Pause	823	[29,0%]		450	[33,7%]		1273	[30,5%]
hinlegen	1066	[37,5%]		423	[31,7%]		1489	[35,7%]
Was hilft:	2822	[100%]	44	1405	[100%]	22	4227	[100%]
Kopf kühlen	817	[29,0%]		380	[27,0%]		1197	[28,3%]
Hinlegen	1120	[39,7%]		549	[39,1%]		1669	[39,5%]
Entspannen	883	[31,3%]		500	[35,6%]		1383	[32,7%]
Ablenken	442	[15,7%]		191	[13,6%]		633	[15,0%]
Schmerzmittel	619	[21,9%]		329	[23,4%]		948	[22,4%]
nichts	504	[17,9%]		268	[19,1%]		772	[18,3%]
Arztbesuch:	2837	[100%]	29	1408	[100%]	19	4245	[100%]
ja	656	[23,1%]		364	[25,9%]		1020	[24,0%]
Rezept:	2838	[100%]	28	1407	[100%]	20	4245	[100%]
ja	396	[14,0%]		240	[17,1%]		636	[15,0%]

30 Kopfschmerzen bei Kindern

Chronische Erkrankung:	2832	[100%]	34	1404	[100%]	23	4236	[100%]
ja	510	[18,0%]		272	[19,4%]		782	[18,5%]
Allergie	39	[7,6%]		34	[12,5%]		73	[9,3%]
Asthma	19	[3,7%]		5	[1,8%]		24	[3,1%]
Schnupfen	92	[18,0%]		55	[20,2%]		147	[18,8%]
Kreislauf	22	[4,3%]		8	[2,9%]		30	[3,8%]
Diabetes	3	[0,6%]		3	[1,1%]		6	[0,8%]
Epilepsie	1	[0,2%]		1	[0,4%]		2	[0,3%]
Ks/Migräne	76	[14,9%]		50	[18,4%]		126	[16,1%]
andere	206	[40,4%]		82	[30,1%]		288	[36,8%]
keine Angabe	52	[10,2%]		34	[12,5%]		86	[11,0%]
Geschwister:	3162	[100%]	16	1650	[100%]	7	4812	[100%]
keine	600	[19,0%]		311	[18,8%]		911	[18,9%]
1	1416	[44,6%]		800	[48,5%]		2216	[46,1%]
2	578	[18,3%]		343	[20,8%]		921	[19,1%]
3	267	[8,4%]		108	[6,5%]		375	[7,8%]
> 3	301	[9,5%]		88	[5,3%]		389	[8,1%]
Familienkonstellation:	3132	[100%]	46	1636	[100%]	21	4768	[100%]
Eltern	2646	[84,5%]		1430	[87,4%]		4076	[85,5%]
Mutter allein	396	[12,6%]		168	[10,3%]		564	[11,8%]
Vater allein	50	[1,6%]		27	[1,7%]		77	[1,6%]
Plegeeltern	40	[1,3%]		11	[0,7%]		51	[1,1%]
KS in der Familie:	3178	[100%]	0	1657	[100%]	0	4835	[100%]
weiß nicht	1391	[43,8%]		671	[40,5%]		2062	[42,6%]
nein	566	[17,8%]		315	[19,0%]		881	[18,2%]
ja	1221	[38,4%]		671	[40,5%]		1892	[39,1%]
Wer in Familie:	1221	[100%]	1957	671	[100%]	986	1892	[100%]
keine Angaben	106	[8,7%]		50	[7,5%]		156	[8,2%]
Vater	276	[22,6%]		151	[22,5%]		427	[22,6%]
Mutter	720	[59,0%]		411	[61,3%]		1131	[59,8%]
Geschwister	69	[5,7%]		31	[4,6%]		100	[5,3%]
andere	50	[4,1%]		28	[4,2%]		78	[4,1%]
Beruf – Mutter:	2970	[100%]	208	1571	[100%]	86	4541	[100%]
Akademikerin u.ä.	76	[5,9%]		115	[7,3%]		291	[6,4%]
ltd. Angestellte	26	[0,9%]		19	[1,2%]		45	[1,0%]
Dienstleistung	229	[7,7%]		107	[6,8%]		336	[7,4%]
einf. Angestellte	409	[13,8%]		257	[16,4%]		666	[14,7%]
Handwerkerin	46	[1,5%]		28	[1,8%]		74	[1,6%]
Arbeiterin/ungelernt	542	[18,2%]		189	[12,0%]		731	[16,1%]
arbeitslos/Hausfrau	1290	[43,4%]		699	[44,5%]		1989	[43,8%]
andere	10	[0,3%]		15	[1,0%]		25	[0,6%]
nicht klassifizierbar	242	[8,1%]		142	[9,0%]		384	[8,5%]
Beruf – Vater:	2779	[100%]	400	1543	[100%]	114	4322	[100%]
Akademiker u.ä.	279	[10,0%]		158	[10,2%]		437	[10,1%]
ltd. Angestelter	281	[10,1%]		262	[17,0%]		543	[12,6%]
Dienstleistung	88	[3,2%]		63	[4,1%]		151	[3,5%]
einf. Angestellter	545	[19,6%]		272	[17,6%]		817	[18,9%]

Handwerker	592	[21,3%]		309	[20,0%]	901	[20,8%]
Arbeiter/ungelernt	438	[15,8%]		166	[10,8%]	604	[14,0%]
arbeitslos/Hausmann	48	[1,7%]		18	[1,2%]	66	[1,5%]
andere	53	[1,9%]		31	[2,0%]	84	[1,9%]
nicht klassifizierbar	453	[16,3%]		264	[17,1%]	719	[16,6%]
Nationalität:	3136	[100%]	42	1641	[100%] 16	4777	[100%]
alte BRD	2500	[79,7%]		1387	[84,5%]	3887	[81,4%]
Türkei	164	[5,2%]		63	[3,8%]	227	[4,8%]
Italien	57	[1,8%]		18	[1,1%]	75	[1,6%]
Griechenland	17	[0,5%]		21	[1,3%]	38	[0,8%]
Jugoslawien	63	[2,0%]		26	[1,6%]	89	[1,9%]
Marokko	62	[2,0%]		16	[1,0%]	78	[1,6%]
anderes Land	128	[4,1%]		95	[5,8%]	223	[4,7%]
Aus-/Übersiedler	145	[4,6%]		15	[0,9%]	160	[3,3%]

Tab. 3: Kopfschmerzprävalenz im Untersuchungsgebiet Wuppertal und Mettmann unterschieden nach Kopfschmerztyp gemäß Klassifikationskriterien der Internationalen Kopfschmerzgesellschaft (IHS 1988)

Kopfschmerztyp	gesamt		Wuppertal		Mettmann		Signifikanz
	n	[%]	n	[%]	n	[%]	[Chi^2; p]
Spannungs-KS	2357	[48,7%]	1581	[49,7%]	776	[46,8%]	n.s.
Migräne ohne Aura	211	[4,4%]	142	[4,5%]	69	[4,2%]	n.s.
Migräne mit Aura	321	[6,6%]	216	[6,8%]	105	[6,3%]	n.s.
keine Zuordnung	1404	[29,0%]	927	[29,2%]	477	[28,8%]	n.s.
keine Kopfschmerzen	542	[11,2%]	312	[9,8%]	230	[13,9%]	p < 0,001
gesamt	4835		3178		1657		

Tab. 4: Zusammenhang von Kopfschmerztypen nach IHS-Einteilung und Leidensdruck

Kopfschmerztyp	Leidensdruck			
	0–1 Kriterien		2–4 Kriterien	
	n	[%]	n	[%]
Spannungs-KS	2052	[87,1%]	305	[12,9%]
Migräne ohne Aura	126	[59,7%]	85	[40,3%]
Migräne mit Aura	174	[54,2%]	147	[45,8%]
keine Zuordnung	1025	[73,0%]	379	[27,0%]
keine Kopfschmerzen	542	[100%]	0	[0%]

Tab. 5: Alters- bzw. Klassenabhängigkeit von Kopfschmerzen in den Erhebungsgebieten Wuppertal und Mettmann (zusammengefaßt).

Variable		Klassenstufen 3.		6.		9.		Chi^2-Test
gesamt	n	n	[%]	n	[%]	n	[%]	Signifikanz
Geschlecht: 4835								n.s.
weiblich		895	[51,7%]	751	[49,8%]	771	[48,3%]	
männlich		835	[48,3%]	758	[50,2%]	825	[51,7%]	
Kopfschmerz: 4835								$p \leq 0{,}001$
ja		1437	[83,1%]	1365	[90,5%]	1491	[93,4%]	
nein		293	[16,9%]	144	[9,5%]	105	[6,6%]	
Häufigkeit: 4285								$p \leq 0{,}001$
jeden Tag		93	[6,5%]	99	[7,3%]	52	[5,3%]	
jede Woche		176	[12,4%]	242	[17,9%]	243	[16,4%]	
jeden Monat		201	[14,1%]	188	[13,9%]	328	[22,1%]	
seltener		953	[67,0%]	822	[60,8%]	861	[58,0%]	
Dauer: 4232								$p \leq 0{,}001$
kurz		748	[52,9%]	618	[45,7%]	609	[41,5%]	
halber Tag		372	[26,3%]	469	[34,7%]	553	[37,7%]	
ganzer Tag		181	[12,8%]	189	[14,0%]	241	[16,4%]	
länger		113	[8,0%]	75	[5,6%]	64	[4,4%]	
Stärke: 4228								$p \leq 0{,}001$
leicht		258	[18,3%]	179	[13,3%]	237	[16,1%]	
mittelstark		462	[32,7%]	447	[33,3%]	473	[32,2%]	
stark		190	[13,4%]	186	[13,8%]	172	[11,7%]	
nicht auszuhalten		123	[8,7%]	86	[6,4%]	47	[3,2%]	
unterschiedlich		380	[26,9%]	446	[33,2%]	542	[36,8%]	
Leidensdruck:								$p < 0{,}001$
0–1 Kriterien		1452	[83,9%]	1190	[78,9%]	1277	[80,0%]	
2–4 Kriterien		278	[16,1%]	319	[21,1%]	319	[20,0%]	
Kopfschmerztypen: 4835								$p < 0{,}001$
Spannungs-KS		726	[42,0%]	793	[52,6%]	838	[52,5%]	
Migräne ohne Aura		59	[3,4%]	73	[4,8%]	79	[4,9%]	
Migräne mit Aura		148	[8,6%]	83	[5,5%]	90	[5,6%]	
keine Zuordnung		504	[29,1%]	416	[27,6%]	484	[30,3%]	
keine KS		293	[16,9%]	144	[9,5%]	105	[6,6%]	
gesamt		1730	[100%]	1509	[100%]	1597	[100%]	
Auslöser:	4249							
Sport		228	[16,0%]	227	[16,9%]	170	[11,5%]	$p < 0{,}001$
Schlafmangel		328	[23,0%]	353	[26,2%]	481	[32,6%]	$p < 0{,}001$
Ärger		405	[28,3%]	387	[28,8%]	449	[30,5%]	n.s.
Freude		62	[4,3%]	14	[1,0%]	12	[0,8%]	$p < 0{,}001$
Süßigkeiten		65	[4,5%]	34	[2,5%]	10	[0,7%]	$p < 0{,}001$
Schule		410	[28,7%]	514	[38,2%]	542	[36,8%]	$p < 0{,}001$
TV, Computer		380	[26,6%]	277	[20,0%]	236	[16,0%]	$p < 0{,}001$

Epidemiologie 33

Autofahren	343[24,0%]	233[17,3%]	100	[6,8%]	p < 0,001
Erkältung	435[30,4%]	503[37,4%]	719	[48,8%]	p < 0,001
Wetterwechsel	274[19,2%]	457[34,0%]	542	[36,8%]	p < 0,001
andere Gelegenh.	308[21,6%]	339[25,2%]	450	[30,5%]	p < 0,001
Bei Ärger/Schule:	2331				
traurig/enttäuscht	321[36,1%]	253[37,1%]	275	[37,6%]	n.s.
Ärger in Familie	362[39,5%]	260[38,1%]	341	[46,6%]	p < 0,001
Ärger mit Lehrer	89 [9,7%]	103[15,1%]	139	[19,0%]	p < 0,001
Streit m. Schülern	217[23,7%]	181[26,5%]	94	[12,8%]	p < 0,001
schlechte Zensuren	125[13,6%]	138[20,2%]	119	[16,3%]	p < 0,001
Klassenarbeiten	263[28,7%]	262[38,4%]	335	[45,8%]	p < 0,001

Tab. 6: Häufigkeit der Kopfschmerzen bei Schülern der 3., 6. und 9. Klassen in Abhängigkeit vom Geschlecht bezogen auf die Gesamterhebung

Variable	weiblich		männlich		Chi²-Test
	n	[%]	n	[%]	Signifikanz
Klassenstufen:	4835				n.s.
3. Klasse	895	[37,0%]	835	[34,5%]	
6. Klasse	751	[31,1%]	758	[31,3%]	
9. Klasse	771	[31,9%]	825	[34,1%]	
Kopfschmerzen:	4835				p ≤ 0,001
ja	2185	[90,4%]	2108	[87,2%]	
nein	232	[9,6%]	310	[12,8%]	
Häufigkeit:	4258				p ≤ 0,001
jeden Tag	177	[8,2%]	67	[3,2%]	
jede Woche	415	[19,2%]	246	[11,8%]	
jeden Monat	392	[18,1%]	325	[15,5%]	
seltener	1182	[54,6%]	1454	[69,5%]	
Dauer:	4232				p ≤ 0,001
kurz	922	[42,9%]	1053	[50,6%]	
halber Tag	734	[34,1%]	660	[31,7%]	
ganzer Tag	344	[16,0%]	267	[12,8%]	
länger	155	[7,0%]	101	[4,9%]	
Stärke:	4228				p ≤ 0,001
leicht	276	[12,8%]	398	[19,2%]	
mittelstark	674	[31,3%]	708	[34,1%]	

stark	258	[12,0%]	290	[14,0%]	
nicht auszuhalten	144	[6,7%]	112	[5,4%]	
unterschiedlich	798	[37,1%]	570	[27,4%]	
Auslöser:	4249				
Sport	335	[15,4%]	290	[13,9%]	n.s.
Schlafmangel	613	[28,2%]	549	[26,4%]	n.s.
Ärger	706	[32,5%]	535	[25,7%]	p≤ 0,001
Freude	60	[2,8%]	28	[1,3%]	p≤ 0,01
Süßigkeiten	51	[2,4%]	58	[2,8%]	n.s.
Schule	880	[40,6%]	586	[28,2%]	p ≤ 0,001
TV, Computerspiele	423	[19,5%]	470	[22,6%]	p ≤ 0,05
Autofahren	388	[17,9%]	288	[13,9%]	p ≤ 0,001
Erkältung	978	[45,1%]	679	[32,7%]	p ≤ 0,001
Wetterwechsel	755	[34,8%]	518	[24,9%]	p ≤ 0,001
andere Gelegenheiten	551	[25,4%]	546	[26,3%]	n.s.
Bei Ärger/Schule:	2331				
traurig/enttäuscht	538	[41,1%]	321	[31,4%]	p ≤ 0,001
Ärger in Familie	571	[43,7%]	392	[38,3%]	p ≤ 0,05
Ärger mit Lehrer	175	[13,4%]	156	[15,2%]	n.s.
Streit m. Schülern	290	[22,2%]	202	[19,7%]	n.s.
schlechte Zensuren	204	[15,6%]	178	[17,4%]	n.s.
Klassenarbeiten	536	[41,0%]	324	[31,7%]	p ≤ 0,001
Leidensdruck:	4835				p < 0,001
0–1 Kriterium	1873	[77,5%]	2046	[77,5%]	
2–4 Kriterien	544	[22,5%]	372	[15,4%]	
Kopfschmerztypen:	4835				p < 0,001
Spannungs-KS	1098	[45,4%]	1258	[52,1%]	
Migräne ohne Aura	130	[5,4%]	81	[3,3%]	
Migräne mit Aura	205	[8,5%]	116	[4,8%]	
keine Zuordnung	752	[31,1%]	652	[27,0%]	
keine KS	232	[9,6%]	310	[12,8%]	
gesamt	2417	[100%]	2418	[100%]	

Tab. 7: Abhängigkeit der Kopfschmerzen vom Schultyp in den 6. und 9. Schuljahren (Wuppertal und Mettmann zusammengefaßt)

Variable	Schultypen				Chi²-Test sign.
	HS n [%]	RS n [%]	GYM n [%]	GES n [%]	
Leidensdruck:					p < 0,001
0–1 Kriterium	763 [74,4%]	593 [79,4%]	844 [86,0%]	267 [75,9%]	
2–4 Kriterien	262 [25,6%]	154 [20,6%]	137 [14,0%]	85 [24,1%]	
Kopfschmerztypen:	3105				p < 0,001
Spannungs-KS	513 [50,0%]	407 [54,5%]	520 [53,0%]	191 [54,3%]	
Migräne o. A.	57 [5,6%]	37 [5,0%]	41 [4,2%]	17 [4,8%]	
Migräne m. A.	54 [5,3%]	37 [5,0%]	59 [6,0%]	23 [6,5%]	
keine Zuordnung	330 [32,2%]	205 [27,4%]	257 [26,2%]	108 [30,7%]	
keine KS	71 [6,9%]	61 [8,2%]	104 [10,6%]	13 [3,7%]	
gesamt	1025 [100%]	747 [100%]	981 [100%]	352 [100%]	

Abkürzungen: HS= Hauptschule; RS=Realschule; GYM=Gymnasium; GES= Gesamtschule.

Im Alter von 8–9 Jahren hatten schon ca. 83% der Schüler in beiden Untersuchungsgebieten Kopfschmerzerfahrung. Mit 11–12 Jahren waren es dann ca. 90% und mit 15–16 Jahren ca. 93% (p < 0,001; Tab. 5). *Spannungskopfschmerzen* (SpKS) haben ca. 50% dieser Kinder in Wuppertal (W) und 47% in Mettmann (ME); 11,3% (W) bzw. 10,5% (ME) fallen unter *Migräne* (n.s.; Tab. 3). Spannungs-KS steigen mit zunehmendem Alter an (dritte Klasse noch 42%, neunte Klasse 52,5%; Tab. 5), wobei *Jungen* signifikant häufiger unter Spannungs-KS leiden als Mädchen (Tab. 6). Bei den KS vom *Migräne*-Typ lassen sich keine so eindeutigen Veränderungen bezüglich der Altersentwicklung feststellen, doch sind *Mädchen* in allen Altersgruppen fast doppelt so häufig gegenüber den Jungen vertreten (Tab. 6).

36 Kopfschmerzen bei Kindern

Abb. 1: Kopfschmerzprävalenz bei Schulkindern der 3. – 9. Klassen

Prozent: 8 – 9 Jahre: 83 %; 11 – 12 Jahre: 90 %; 15 – 16 Jahre: 93 %

Altersstufen

n = 4293/4835
[$p < 0{,}001$]

☐ Prävalenz (%)

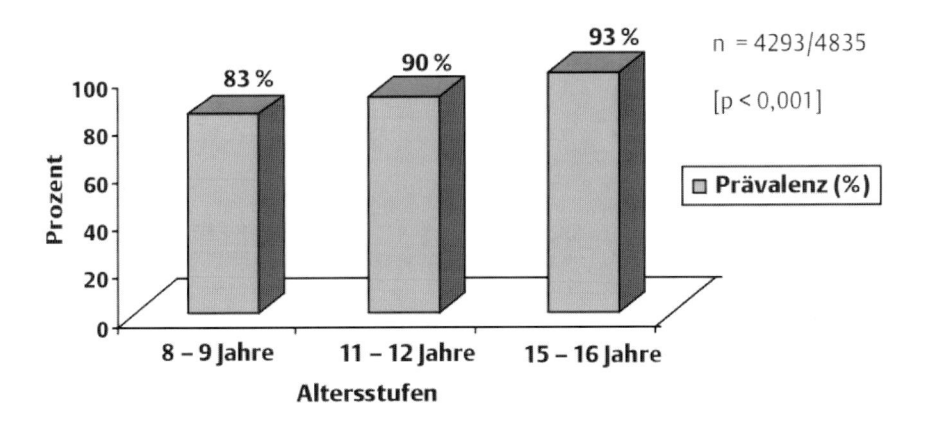

Abb. 2: Leidensdruck bei Kopfschmerzen

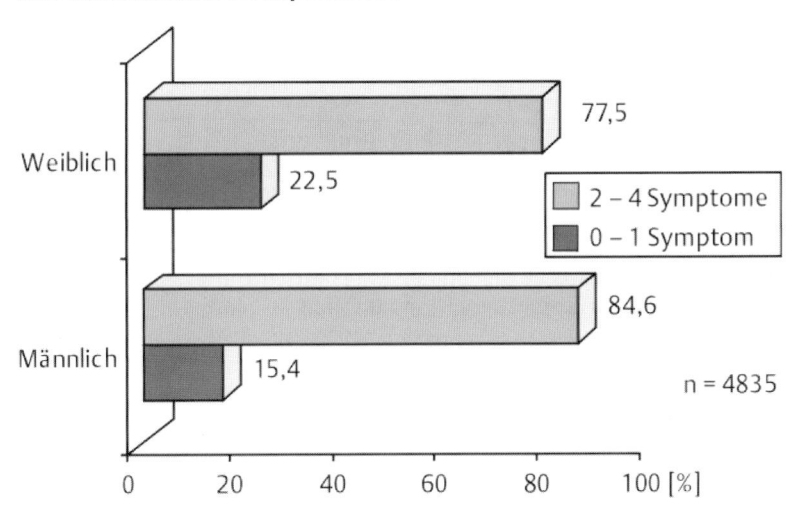

Weiblich: 2 – 4 Symptome 77,5; 0 – 1 Symptom 22,5
Männlich: 2 – 4 Symptome 84,6; 0 – 1 Symptom 15,4

n = 4835

Kopfschmerz in der Familie. Zur Frage des Zusammenhanges von Kopfschmerzprävalenz und Familiarität bzw. möglicher genetischer Zusammenhänge wurden die Korrelationen zwischen den verschiedenen Kopfschmerztypen und ihren Häufigkeiten berechnet (Tab. 8 und 9).

Tab. 8: Wissen über Kopfschmerz in der Familie aufgeschlüsselt nach Kopfschmerztypen

	ja n	%	nein n	%	weiß nicht/keine Angabe n	%
Migräne m. Aura	156	8,2	35	4,0	130	6,3
Migräne o. Aura	126	6,7	20	2,3	65	3,2
KS v. Spannungstyp	842	44,5	473	55,7	1042	50,5
keine Einordnung	603	31,9	224	25,4	577	28,0
keine KS	165	8,7	129	14,6	248	12,0
Chiquadrat-Test	n 4835	chi^2 99,45	DF 8	p .001	sign. ***	

Tab. 9: Kopfschmerzen bei den verschiedenen Familienmitgliedern

	Vater n	%	Mutter n	%	Geschwister n	%	andere n	%
Migräne m. Aura	36	8,4	92	8,1	7	7,0	7	9,0
Migräne o. Aura	33	7,7	74	6,5	4	4,0	5	6,4
KS v. Spannungstyp	175	41,0	521	46,1	43	43,0	34	43,6
keine Einordnung	147	34,4	345	30,5	28	28,0	27	34,6
kein KS	36	8,4	99	8,8	18	18,9	5	6,4
Chiquadrat-Test	n 1736		chi^2 17,97		DF 16	P .33	sign. n.s.	

In Tabelle 8 fällt auf, daß die Diagnose Migräne in Familien mit weiteren Migränemerkmalsträgern mehr als doppelt so hoch angegeben wird ($p < 0,001$). Bei Spannungskopfschmerzen bestehen keine Unterschiede zwischen Familien mit und ohne weitere Kopfschmerzpatienten. Ein Befall der Kopfschmerzen bei speziellen Familienmitgliedern ließ sich allerdings für keine der Diagnosen nachweisen. Anhand der vorliegenden Untersuchung konnte die weitverbreitete Annahme, daß Mütter häufiger als Väter in Kopfschmerzfamilien leiden, nicht bestätigt werden.

Eingeengte Definition der Kopfschmerzgruppen

Die Prävalenz ist deutlich von den verwendeten Definitionen abhängig. Geht man versuchsweise nicht von den Einteilungskriterien der IHS (1988) aus, sondern benutzt stärker trennende Items, stellt sich die Häufigkeitsverteilung wie in den Tabellen 8–11 dar. Im weiteren Text wird jedoch wieder auf die international verbindliche Einteilung zurückgegriffen.

Migräne mit Aura
Erbrechen und mindestens 1 neurologische Beschwerde

Migräne ohne Aura
2 von 2 Symptomen:
1. Einseitige und/oder klopfende Kopfschmerzen
2. Erbrechen oder Phono- und Photophobie

KS vom Spannungstyp
1. KS nicht gleichzeitig einseitig und klopfend
2. Kein(e)   - Erbrechen
          - Photo- und Phonophobie
          - neurologische Beschwerden

Tab. 10: Verteilung der Kopfschmerztypen in Abhängigkeit vom Geschlecht

Diagnosen	gesamt n	%	weiblich n	%	männlich n	%
Migräne m. Aura	80	1,7	48	2,0	32	1,3
Migräne o. Aura	133	2,8	80	3,3	53	2,2
KS v. Spannungstyp	2924	60,5	1417	58,6	1507	62,3
keine Einordnung	1156	23,9	640	26,5	516	21,3
keine KS	542	11,2	232	9,6	310	12,8

Tab. 11: Verteilung der Kopfschmerztypen in Abhängigkeit von Klassenstufen bzw. Alter

Diagnosen	3. Klasse n	%	6. Klasse n	%	9. Klasse n	%
Migräne m. Aura	50	2,9	20	1,3	10	0,6
Migräne o. Aura	40	2,3	41	2,7	52	3,3
KS v. Spannungstyp	943	54,5	982	65,1	999	62,6
keine Einordnung	404	23,4	322	21,3	430 2	5,9
keine KS	292	16,9	144	9,5	105	6,6

Tab. 12 a: Verteilung der Kopfschmerztypen in Abhängigkeit von der Schulart

Diagnosen	Grundschule n	%	Hauptschule n	%	Realschule n	%
Migräne m. Aura	50	2,9	15	1,5	5	0,7
Migräne o.Aura	40	2,3	33	3,2	24	3,2
KS v. Spannungstyp	943	54,5	648	63,2	484	64,8
keine Einordnung	404	23,4	258	25,2	173	23,2
kein KS	293	16,9	71	6,9	61	8,2

Tab: 12 b: Verteilung der Kopfschmerztypen in Abhängigkeit von der Schulart

	Gymnasium		Gesamtschule	
	n	%	n	%
Migräne m. Aura	4	0,4	6	1,7
Migräne o. Aura	28	2,9	8	2,3
KS v. Spannungstyp	617	62,9	232	65,9
keine Einordnung	228	23,2	93	26,4
kein KS	104	10,6	13	3,7

Tab: 13: Statistische Berechnungen der Zusammenhänge zwischen Kopfschmerzen und Geschlecht, Klassenstufe (Alter) und Schultyp

	Chi^2-Test-Ergebnisse				
	n	chi^2	DF	p	Signifikanz [***: h.s.]
Geschlecht	4835	35,9773	4	0,0000	***
Klassenstufe	4835	141,9244	8	0,0000	***
Schulart	4835	142,9797	16	0,0000	***

Auslöser für Kopfschmerzen. Die häufigsten Auslösemomente für KS sind neben Erkältungskrankheiten (W:38,2%/ME:40,7%) *Schulsituation* (W:33,1%/ME:37,2%), Situationen, in denen *Ärger* empfunden wird (W:30,3%/ME:27,1%), *Wetterwechsel* (W:29,8/ME:30,2%) und *wenig Schlaf* (W:26,9%/ME:28,2%) (Tab. 1). Hinterfragt man die schulischen und die ärgerlichen Situationen weiter, so zeigt sich, daß *Ärger in der Familie* (je ca. 41%) und *Klassenarbeiten* (W:35,2%/ME:40,5%) als besonders belastend angesehen werden. Daneben werden *traurige/enttäuschende* Empfindungen von 35,6% (W) bzw. 39,6% (ME) der Schüler als auslösende Bedingungen von Kopfschmerzen benannt (Tab. 2). Differenziert man diese Ergebnisse nach Geschlechtern, sehen *Mädchen* weitaus häufiger als Jungen *Schule* (40,6%/28,2%) als auslösendes Moment für ihre Kopfschmerzen an, wie auch *Wetterwechsel* (34,8%/24,9%) und *Ärger* (32,5%/25,7%); (Tab. 6). Ebenso reagieren Mädchen stärker mit KS auf *Ärger in der Familie* (43,7%/38,3%) und auf *Klassenarbeiten* (41,0%/31,7%), so daß anzunehmen ist, daß *Mädchen* soziale Anforderungen stärker bewerten als Jungen. Auch sind Mädchen emotional gesehen auffälliger, wenn sie leichter mit Enttäuschung und Traurigkeit auf Ärger oder belastende Schulsituationen reagieren (41,1%/31,4%).

Die Auslöser „Schule" (28,7% → 36,8%), „Schlafmangel" (23% → 32,6%), „Wetterwechsel" (19,2 → 36,8%), „Ärger in der Familie" (39,5% → 46,6%), „Klassenarbeiten" (28,7% → 45,8%) und „Ärger mit dem Lehrer" (9,7% → 19%) nehmen mit höherem *Alter* an Gewicht zu. Gleichzeitig nimmt das Gewicht von „Freude" (4,3% → 0,8%) oder „Süßigkeiten" (4,5% → 0,7%) mit zunehmendem Alter ab. „Schlechte Zensuren" werden in allen Alterstufen fast gleich eingestuft, während „Streit mit Schülern" abnimmt (23,7% → 12,8%) (p < 0,001); (Tab. 6). Banale Erkältungen allein verursachen nur in 4,5% der Fälle Kopfschmerzen, wobei keine Alters- und Geschlechtsabhängigkeiten bestehen.

Geschlechtsunterschiede. Wenn auch nicht sehr deutlich, liegen die Mädchen mit 90,4% Kopfschmerzerfahrung vor den Jungen mit 87,2% (p < 0,001; Tab. 6). Bezogen auf Alter und Schulart zeigen sich keine deutlichen Geschlechtsunterschiede. Erst bei der *Frequenz* von Kopfschmerzen zeigt sich, daß die Mädchen deutlich häufiger KS haben als Jungen: 8,2% der Mädchen täglich, dagegen 3,2% der Jungen; jede Woche: Mädchen 19,2%, Jungen 11,8% (p < 0,001; Tab. 6). Ebenso bei der *Dauer* der Kopfschmerzen, die bei 42,9% der Jungen mit als kurz angegeben wird, hingegen bei 50,6% der Mädchen. Wenn die KS länger als einen Tag dauern, geben dies Mädchen mit 7% und Jungen nur mit 4,9% an (p < 0,001; Tab. 6).

Bemerkenswerte Unterschiede zeigen sich auch bei der Frage nach der *Schmerzstärke*. Leichte Schmerzen gaben 12,8% der Mädchen an, während die Jungen mit 19,2% diese Schmerzqualität angaben. Der mittlere Schmerzbereich lag mit jeweils ca. einem Drittel ungefähr gleich, während starke Schmerzen Jungen mit 14% häufiger angaben als Mädchen mit 12% (p < 0,001; Tab. 6).

Leidensdruck. Er kann an verschiedenen Kriterien ausgemacht werden. Die 5,7% Schüler, die ihre Kopfschmerzen täglich oder die 15,5%, die ihre Kopfschmerzfrequenz mit wöchentlich angeben, jene Schüler, die unter starken (13%) oder nicht auszuhaltenden KS leiden (6,1%), bzw. deren KS einen Tag (14,4%) oder länger dauern (6%), sowie die 22,4% der Schüler, die Schmerzmittel einnehmen, sind vermutlich jener Anteil der Kinder, deren Leidensdruck hoch ist. Sie dürften somit also zu jener Gruppe der untersuchten Schüler zählen, die als behandlungsbedürftig eingestuft werden muß. Wurden zwei oder mehr der vier oben angegebenen Kriterien angestrichen, kann man von einer ausgesprochenen Belastung durch die KS und fehlendem Bewältigungsverhalten ausgehen, wie bei 19% der Schüler. Darüber hinaus können nur 26,5% der Schüler bei Kopfschmerzen ohne Beeinträchtigung weitermachen, 7,5% hören mit der aktuellen Tätigkeit auf, 30,5% machen zumindest eine kleine Pause und 35% müssen sich sogar hinlegen.

Coping-Strategien. Betrachtet man sich die Mittel, die Schüler zu Beginn ihrer KS einsetzen, so überwiegen entspannende Maßnahmen deutlich. *Hinlegen* mit 39,5% und *Entspannen* (32,7%) stehen deutlich im Vordergrund. Bei der *geschlechtlichen* Differenzierung ist der Unterschied bezüglich der Coping-Strategien unbedeutend und zeigt nur beim Hinlegen ein Überwiegen des weiblichen Geschlechtes (p < 0,01).

Mit zunehmendem Alter lassen sich allerdings bei allen Strategien statistisch bedeutsame Unterschiede ausmachen. Während in den *dritten* Klassen immer noch sehr häufig mit Kopf kühlen (42%) und hinlegen (40,5%) gearbeitet wird, gehen diese Maßnahmen im *neunten* Schuljahr deutlich zurück (15,1%/ 36%). Die älteren Schüler entspannen sich andererseits häufiger (24,5 → 39,5%) bzw. lenken sich ab (7,9 → 20%). 28,4% der Neuntkläßler greifen bei KS allerdings zu Schmerzmitteln, während dies im Vergleich erst 17,6% der Drittkläßler tun (p > 0,01).

Der *soziale Hintergrund* von Kopfschmerzkindern sollte in der Untersuchung näher beleuchtet werden. Dazu diente zum einen die Frage nach der Familiengröße, d.h. nach der Anzahl der Geschwister. Anhand der Antworten zeigen sich keinerlei Besonderheiten bei der Familiengröße. In beiden Stichproben fast gleich vertreten sind Einzelkindfamilien mit 18,9%, Zweikindfamilien mit 46,1%, Dreikindfamilien mit 19,1%, und 17,9% kommen aus Vier- und Mehrkindfamilien. Bei den befragten Schülern kamen 85,5% aus kompletten Familien und 14,5% aus getrennt lebenden Familien. Damit sind Kinder aus geschiedenen bzw. getrennt lebenden Familien nicht überrepräsentiert.

Die *soziale Wahrnehmung* der Kinder und der damit einbezogene Lerneffekt, den Krankheit haben kann, zeigt sich in den folgenden Ergebnissen. Nichts über KS in der Familie wissen 39% der Mädchen gegenüber 42% der Jungen. Keine KS liegen nach Angaben der Mädchen in 14% der Fälle vor, während diese Frage 23% der Jungen verneinen. 46% der Mädchen wissen von KS in der Familie, hingegen nur 34,5% der Jungen. Differenziert man diese Frage weiter danach, welche Familienmitglieder KS haben, so zeigt sich, daß mehr Väter bei den befragten *Jungen* KS haben als Mütter. Bei den befragten *Mädchen* hingegen sind die Mütter mit KS deutlich stärker vertreten als die dazugehörigen Väter. Das bedeutet, daß die Töchter sehr viel stärker die KS ihrer Mütter wahrnehmen als die ihrer Väter und umgekehrt, daß die Söhne stärker die KS ihrer Väter als die ihrer Mütter wahrnehmen. Insgesamt aber liegt das Ergebnis so, daß 59,8% Mütter mit KS nach Einschätzung der Schüler weitaus häufiger vorkommen als Väter, die nur zu 22,6% KS hatten.

Kinder aus *dritten* Schuljahren wissen allerdings noch weniger über KS in ihrer Familie Bescheid als Schüler aus den höheren Schuljahren. In der Familie kommen bei den dritten Klassen zu 32,3% KS vor, während in den 9. Klassen 46,1% der befragten Schüler angaben, von KS in der eigenen Familie zu wissen.

3.4 Faktorenanalysen

Bei der weiter bestehenden Unsicherheit in der klinischen Differentialdiagnostik von Migräne und Spannungskopfschmerzen, die sich in einer Diskrepanz zwischen Klassifikation nach IHS und klinischer Erfahrung äußert, wurde eine Faktorenanalyse zur Frage des Stellenwertes der Begleitsymptomatik der Kopfschmerzen gerechnet. Dabei wurde die Gesamtstichprobe ebenso berücksichtigt wie die Einzelstichproben aus den Erhebungsräumen Wuppertal und Mettmann.

Tab. 14: Faktorenanalysen der Beschwerdeliste (Frage 14 a bis 14 j)
Gesamtstichprobe n = 4271; PC mit Varimaxrotation; * = Faktorladung > .5; 3 Faktoren mit Eigenwert > 1

	Faktor 1	Faktor 2	Faktor 3
Lichtempfindlich	,75*	46	,31
Lautempfindlich	,75*	,92	–,02
Schwindelgefühl	,53*	,08	,24
Übelkeit	,14	,73*	,07
Erbrechen	,13	,69*	,07
Bauchschmerzen	–,03	,53*	,27
Gef. i.d. Hand	–,05	,13	,67*
Beweg.-störung	,05	,19	,54*
Sternchen v.d. Augen	,26	,31	,53*
Sprechstörung	,12	,16	,52*
% Varianz	21,2%	12,4%	10,6% Σ 44,2%
Eigenwert	2,121	1,240	1,056

Tab. 15: Gesamtstichprobe n = 4271, PC mit Varimaxrotation
* = Faktorladung > .5; 4 Faktoren extrahiert

	Faktor 1	Faktor 2	Faktor 3	Faktor 4
Übelkeit	,80*	,051	,03	,11
Erbrechen	,73*	,09	,06	,03
Gef. i.d. Hand	,02	,70*	,04	,11
Beweg.-Störung	,06	,65*	,11	–,03
Sprechstörung	,09	,54*	,11	,14
Bauchschmerzen	,42	,43	,03	–,19
Lautempfindlich	,06	,06	,80*	,04
Lichtempfindlich	,02	,11	,79*	,08
Sternchen v.d. Augen	–,07	,13	–,05	,86*
Schwindelgefühl	,26	,02	,32	,57*
%-Varianz	21,2%	12,4%	10,6%	9,9% Σ 54,0%
Eigenwert	2,121	1,240	1,056	0,985

Tab. 16: Stichprobe Wuppertal n = 2861, PC mit Varimaxrotation
* = Faktorladung > .5; 3 Faktoren mit Eigenwert > 1

	Faktor 1	Faktor 2	Faktor 3
Lautempfindlich	,76*	,10	–,01
Lichtempfindlich	,75*	,08	,02
Schwindelgefühl	,48	,02	,32
Übelkeit	,13	,70*	,06
Erbrechen	,11	,68*	,09
Bauchschmerzen	–,03	,49	,29

Epidemiologie

Gef. i.d. Hand	-,31	,18	,64*
Sternchen v.d. Augen	,20	,35	,62*
Beweg.-störung	,02	,26	,56*
Sprechstörung	,18	,23	,40
%-Varianz	21,5%	12,2%	10,6% Σ 44,2%
Eigenwert	2,148	1,216	1,058

Tab. 17: Stichprobe Wuppertal n = 2861, PC mit Varimaxrotation
* = Faktorladung > .5; 4 Faktoren extrahiert

	Faktor 1	Faktor 2	Faktor 3	Faktor 4
Gef. i.d. Hand	,71*	-,01	-,03	,12
Bew.-störung	,63*	,03	,10	,11
Bauchschmerzen	,54*	,05	,26	-,20
Sprechstörung	,49	,19	,09	,07
Lautempfindlich	,07	,79*	,06	,06
Lichtempfindlich	,11	,79*	,02	,06
Übelkeit	,08	,02	,81*	,09
Erbrechen	,17	,05	,71*	,00
Sternch. v.d. Augen	,15	-,05	-,10	,84*
Schwindelgefühl	,01	,28	,27	,61*
% Varianz	21,5%	12,2%	10,6%	9,7% Σ 53,9%
Eigenwert	2,148	1,216	1,058	0,968

Tab. 18: Stichprobe Mettmann n = 1410, PC mit Varimaxrotation
* = Faktorladung > .5; 4 Faktoren mit Eigenwert > 1

	Faktor 1	Faktor 2	Faktor 3	Faktor 4
Lichtempfindlich	,77*	,01	,02	,01
Lautempfindlich	,75*	,05	,05	,07
Schwindelgefühl	,52*	,23	,15	,25
Übelkeit	,10	,78*	,08	,05
Erbrechen	,08	,73*	,02	,10
Bauchschmerzen	,01	,59*	,21	,23
Gef. i.d. Hand	-,08	,10	,70*	,06
Sprechstörung	,09	,08	,69*	,02
Sternchen v.d. Augen	,20	-,03	,30	,76*
Beweg.-störung	,26	-,01	,43	-,59*
% Varianz	20,7%	12,9%	10,9%	10,6% Σ 55,2%
Eigenwert	2,07	1,29	1,09	1,05

Tab. 19: Stichprobe Mettmann n = 1410, PC mit Varimaxrotation
* = Faktorladung > .5; 3 Faktoren extrahiert

	Faktor 1	Faktor 2	Faktor 3	
Übelkeit	,77*	12	,08	
Erbrechen	,71*	,11	-,01	
Bauchschmerzen	,62*	-,03	,17	
Lichtempfindlich	,01	,76*	,05	
Lautempfindlich	,62*	,03	,17	
Schwindelgefühl	,20	,55*	,19	
Gef. i. d. Hand	,11	-,11	,69*	
Sprechstörung	,10	,05	,69*	
Sternchen v.d. Augen	-,11	,30	,38	
Bew.-störung	,08	,13	,38	
%-Varianz	20,7%	12,9%	10,9%	Σ 44,6%
Eigenwert	2,05	1,29	1,09	

Die Tabellen 14, 16 und 19 geben die Faktorenanalysen wieder, wenn als Abbruchkriterium für die Faktorenextraktion der Eigenwert von 1 angegeben wird. Der Vergleich der Analysen der Gesamt- und der Wuppertaler Stichproben zeigt, daß beide eine 3-Faktorlösung ergeben, die die gleichen Items in den Faktoren enthalten. Bei der Stichprobe Mettmann ergibt sich eine 4-Faktorlösung, die den Faktor mit den vier neurologischen Items in zwei Faktoren mit je zwei Items aufteilt.

Wenn bei der Stichprobe Mettmann eine 3-Faktorlösung berechnet wird, ergeben sich die gleichen Faktoren wie bei der Gesamt- und der Wuppertaler Strichprobe (Tab. 19). Nur die Gruppierung der 3 Faktoren variiert zwischen den Tabellen 14, 16 und 19. Der Prozentsatz der aufgeklärten Varianz unterscheidet sich dabei nur um 0,4%.

Die Tabellen 15 und 18 geben die 4-Faktorenlösungen der Gesamt- und der Wuppertaler Stichprobe wieder. Der Vergleich der beiden Tabellen zeigt, daß sie die Items in gleicher Weise in die 4 Faktoren gruppieren. Auch die Gruppierung der Items und ihre Faktorladungen innerhalb der Faktoren unterscheiden sich nur wenig.

Im Vergleich zu der 4-Faktorenlösung der Strichprobe Mettmann und den 3-Faktorenlösungen zeigt sich allerdings bei den Tabellen 15 und 18, daß das Item „Bauchschmerzen" hier zwar in einem Faktor mit drei neurologischen Items steht, auf diesem Faktor aber nur geringfügig höher lädt als auf dem Faktor, der die Items „Übelkeit" und „Erbrechen" enthält.

Das gleiche Bild ergibt sich bei Item „Schwindelgefühl", das in den Tabellen 15 und 17 zusammen mit dem Item „Sternchen v.d. Augen" einen Faktor bildet, aber mit 3 auch relativ hoch auf dem Faktor der Items lädt, mit dem es bei den übrigen Analysen verbunden ist. Darüber hinaus ist bei den Analysen, die in den Tabellen 15 und 17 wiedergegeben werden, zu beachten, daß der 4. Faktor einen Eigenwert von unter 1 hat.

Wenn die gleichen Analysen mit Oblimin-Rotationen durchgeführt werden, zeigen sich vergleichbare Ergebnisse, die die Interpretierbarkeit der Faktoren-

lösungen nicht erhöhen. Hauptachsenanalysen (PAF) der drei Stichproben ergeben um gut 10% geringere Varianzaufklärungen. Bei der PAF mit 3-Faktorlösung der Gesamt- und der Wuppertaler Stichprobe wird das Item „Bauchschmerzen" dem Faktor mit den neurologischen Items zugeordnet.
In der Stichprobe Mettmann ordnet die PAF bei der 4-Faktorenlösung das Item „Bewegungsstörung", das bei der PC mit -,5 zusammen mit „Sternchen v.d. Augen" auf Faktor 4 lädt, dem Faktor 3 mit den beiden übrigen neurologischen Items zu.

3.5 Diskussion

Aufgrund der vorliegenden Untersuchungsbefunde konnte grundsätzlich der Trend zur Zunahme der Kopfschmerzprävalenz auch für mitteldeutsche Verhältnisse belegt werden. Die Häufigkeit kindlicher Kopfschmerzen liegt allerdings noch deutlich über den bisherigen skandinavischen Angaben von Bille (1962) und Sillanpää (1983). Das vergleichsweise leichte, wenn auch signifikante Gefälle zwischen der Prävalenz im großstädtischen Wohngebiet und im benachbarten Landkreis deutet auf einen Zusammenhang zwischen auslösenden Umweltbedingungen (im allgemeinsten Sinne) und dem Auftreten von Kopfschmerzen. Sillanpää (1989) wies auf diesen Umstand bei einer Erhebung über Kopfschmerzen bei 5jährigen finnischen Kindern hin. Er fand einen deutlichen Zusammenhang zwischen Enge der Wohnverhältnisse bzw. Höhe der Bebauung und der Kopfschmerzhäufigkeit. Auch Hurrelmann verweist auf den Zusammenhang mit kulturellen und psychosozialen Belastungsbedingungen einer Industriegesellschaft, wenn er sagt: „Die Mehrheit der Bevölkerung in den meisten fortgeschrittenen Industriegesellschaften lebt in materiellem Wohlstand und hat verhältnismäßig günstige Lebensbedingungen. Die Bekämpfung massenhaften materiellen Elends, wie es noch vor 100 Jahren weitverbreitet war, ist in einem historisch bisher nicht gekannten Ausmaß gelungen. Breiteste Bevölkerungsschichten haben von erheblichen Einkommensverbesserungen profitiert. Trotz dieser relativen Erfolge moderner Gesellschaftsformationen bei der Versorgung der Bevölkerung mit materiellen Gütern und wichtigen Dienstleistungen ist aber das *körperliche, psychische* und *soziale Wohlbefinden* der Bevölkerung nicht immer ausreichend gewährleistet. *Industrialisierung* und *Urbanisierung* haben zu *Verhaltensanforderungen* an junge und alte Gesellschaftsmitglieder geführt, die *erhebliche Belastungen* mit sich bringen" (S. 11). „Verhaltensauffälligkeiten drücken oft den Transfer (...) eines Problems von der *sozialen, gesellschaftlich strukturierten*, in die *psychische und physisch-physiologische* Ebene von Ausdrucksformen aus. Sie können *Signal* für einen unlösbaren Konflikt oder eine *nicht bewältigbare Belastung* sein, die letztlich auf *sozialstrukturelle Bedingungen zurückzuführen* sind" (Hurrelmann 1988, S. 12).

Standardisierte Untersuchungen wie die vorliegende engen zwar das Erinnerungsvermögen der befragten Schüler auf bestimmte Vorgaben ein, fassen aber auch möglicherweise erstmals subjektiv empfundene Schmerzen in Worte. Ein

Problem, das bei größeren Stichproben nicht völlig auflösbar scheint. Obwohl die Fragebogen im Klassenverband und unter Anleitung von ein bis zwei Untersuchungsleitern ausgefüllt wurden, die für Rückfragen jederzeit zur Verfügung standen, können damit *Erinnerungs-* aber auch *Verständnisschwierigkeiten* nicht für jeden einzelnen Fall behoben werden. Die Altersspanne von 8 bis 16 Jahren und der untschiedliche schulische Hintergrund (Schultyp) lassen verschiedene Interpretationsmöglichkeiten zu.

So ist zwar die Aussage der Schüler über schon einmal gehabte KS sicherlich sehr zuverlässig, die Frage aber, wann Kopfschmerzen zum ersten Mal überhaupt auftraten, ist recht schwierig zu beantworten. Vielleicht ist die Frage von den jüngeren Schülern (8 – 9 Jahre) noch am zutreffendsten ausgefüllt worden, weil die zu überdenkende Zeitspanne noch recht kurz ist. Doch für 12- oder gar 16jährige Schüler wird es sicherlich schwierig sein, festzustellen, ob sie schon in der Grundschulzeit, davor oder erst in der weiterführenden Schule erstmalig mit KS konfrontiert wurden. Diese Fragestellung muß nach aller Erfahrung von den Eltern beantwortet werden, die auch für die Absicherung der Familienanamnese herangezogen werden müssen. Es ist deshalb auch nicht weiter verwunderlich, daß in beiden Stichproben fast 40% der Schüler diese Frage mit weiß ich nicht beantworteten.

Ursprünglich gingen wir davon aus, daß relativ viele Schüler Kopfschmerzerfahrung nur durch Grippe bzw. Erkältungskrankheiten hätten. Tatsächlich sind es aber nur ein verschwindend geringer Teil der Schüler, die Erkältung als alleinige Ursache für ihre Kopfschmerzen sehen, so daß hier nicht weiter differenziert werden mußte.
Bei der Frage *Wie schnell kommen die Schmerzen?*, die auf die Unterscheidung von Migräne und Spannungskopfschmerzen abhebt, zeigte sich eine Überforderung der Schüler. Nach den gegebenen Antworten müßte die Hälfte aller befragten Kinder mit Kopfschmerzerfahrung unter Migräne leiden, was durch die Antworten der anderen entsprechenden Fragen nicht bestätigt werden kann. Damit fiel ein Unterscheidungsmerkmal für Migräne aus.

Am auffälligsten sind bei Kopfschmerzen immer wieder die Geschlechtsunterschiede, wobei Frauen häufiger unter Migräne und Spannungskopfschmerzen leiden als Männer (Brähler 1978), ein Datum, das häufig zu der Überlegung führt, ob z.B. Migräne eine erbliche Genese hat.

Eine Mädchenwendigkeit findet sich in unseren Daten nur partiell wieder, deutlich wird sie jedoch in der doppelt so hohen Prävalenz für Migräne und dem höheren Leidensdruck durch die Kopfschmerzen. Vergleicht man bei den mehr sozial bedeutsamen Punkten die jeweilige Geschlechtszugehörigkeit, dann fällt auf, daß die Mädchen gegenüber den Jungen sehr viel stärker unter jenen Momenten des Lebens leiden, die soziale Anforderungen an sie stellen. *Ärger mit anderen*, speziell *Ärger mit der Familie*, *Ärger mit Klassenkameraden*, *Traurigkeit* und *Klassenarbeiten* spielen bei Mädchen eine wesentlichere Rolle als bei Jungen, während die Belastung durch Noten geschlechtsspezifisch kaum einen Unterschied macht. Auch durch das Autofahren fühlen sich Mädchen verstärkt beeinträchtigt, ebenso wie bei Schlafmangel, wobei nicht feststellbar ist, worauf der Schlafmangel zurückzuführen ist. Mädchen sind nur in Wuppertal weniger durch Fernsehen bzw. Computerspiele beeinträchtigt als Jungen. Hier spielt möglicherweise das Stadt-Land-Gefälle eine gewisse Rolle.

Diese Phänomene lassen sich kaum genetisch und bei präpubertären Mädchen hormonell erklären. Hier muß vielmehr eine verstärkte psychosoziale Belastung der Mädchen durch frühzeitiger wahrgenommene Verantwortlichkeit entsprechend ihrer Rollenzuschreibung vermutet werden.

Eine eindeutige Aussage über eine soziologische Korrelation von Schichtzugehörigkeit und Kopfschmerzprävalenz gelang im vorgegebenen Ansatz nicht. Zum einen waren die Familiengrößen gleichmäßig verteilt, zum anderen die Kenntnisse der Kinder zum beruflichen Hintergrund unsicher. Sieht man aber einmal von den 20% der befragten Schüler ab, die den Beruf ihrer Eltern nicht angeben konnten, so zeigen sich bei der Berufsangabe keine ungewöhnlichen Schwerpunkte. Die Berufe von Vätern und Müttern erscheinen gleichmäßig verteilt. Auf der anderen Seite ist es ein ständiges Problem der Sozialwissenschaft, Beruf und soziale Schichtzugehörigkeit zuzuordnen. Hoher Ausbildungsstatus geht heute nicht notwendigerweise mit einem hohen Einkommen einher. Ein arbeitsloser Akademiker ist sozial schwer gegenüber einem Facharbeiter im Schichtdienst, der einen nicht unerheblichen Monatslohn erhält, abzuschätzen.

Die schon von Bille (1962) angesprochene Frage, ob Kopfschmerzen, besonders Migräne, nicht ein Krankheitsbild intellektueller Kinder oder besser gestellter Angehöriger der Gesellschaft sei, kann durch die vorliegenden Daten ebensowenig bestätigt werden. So gesehen ist Kopfschmerz keine Krankheit, die einer bestimmten Sozialschicht in der Gesellschaft zugeordnet werden könnte. Auch die familiären Lebensumstände der Schüler geben keinen Aufschluß über eine Kopfschmerzprädisposition in unvollständigen Familien. Damit muß auch der Hinweis von Erich Kästner als widerlegt gelten, wo er schreibt: „Nach dem Mittagessen kriegte Frau Direktor Pogge Migräne. Migräne sind Kopfschmerzen, auch wenn man gar keine hat." (Kästner: Pünktchen und Anton, 1985)

Der Umstand, daß Kopfschmerzen bei Vätern weniger von ihren Kindern wahrgenommen werden, ist wahrscheinlich darauf zurückzuführen, daß die Väter überwiegend durch ihre beruflichen Tätigkeiten weniger zu Hause sind, Klagen über Kopfschmerzen entsprechend seltener auch den Kindern zu Gehör kommen. Andererseits kann sich dahinter aber auch ein grundlegend anderes Krankeitsverhalten verbergen, das es den Vätern nicht erlaubt, über KS zu klagen.

Dessenungeachtet bleibt jedoch das Faktum bestehen, daß in der *sozialen Wahrnehmung* von Kopfschmerzen bei den Eltern eine stärkere Orientierung am gleichgeschlechtlichen Elternteil besteht, wobei mit zunehmendem Alter auch die soziale Wahrnehmung deutlicher wird. Man kann also davon ausgehen, daß Alter und Geschlecht wesentlich entscheidende Momente im Lernen von Krankheit sind.

Die *Beeinträchtigung* durch die Kopfschmerzen ist bei den jüngeren Kindern deutlich höher. Zeigt sich bei leichten und mittelstarken Schmerzen noch keine große altersmäßige Differenzierung, so liegen die dritten Schuljahre bei starken und nicht auszuhaltenden Schmerzen deutlich höher als die sechsten und neunten Schuljahre. Bei den zusätzlichen Beschwerden leiden die jüngeren Schüler ebenfalls besonders stark unter Übelkeit, Erbrechen und Bauchschmerzen, Punkte, die bei den höheren Klassenstufen zurückgehen. Die mit zunehmendem Alter zu beobachtende „Abhärtung" gegen die Schmerzen entspricht somit der bekannten kognitiven Entwicklung, wie sie von Piaget beschrieben wurde (Piaget 1969; Pothmann 1988). Erst bei *Licht- und Lautstärkenempfindlichkeit* sowie bei *Sternchen vor den Augen* sind die Beschwerden bei den Schülern der älteren Jahrgänge deutlich stärker.

Die Entwicklung im Verhalten während der Kopfschmerzen bei den älteren Schülern zeigt eine Abnahme von bestimmten Bewältigungsstrategien wie „Stirne kühlen" oder „hinlegen", die bei den Drittkläßlern noch überwiegen, hin zu einer verstärkten Medikamenteneinnahme. Diese zunehmende Tendenz entspricht auch den Ergebnissen anderer Untersuchungen, in denen Kopfschmerzmittel fast die Hälfte aller eingenommenen Medikamente unter Jugendlichen ausmachen (Hurrelmann 1988). Auch lassen sich Rückschlüsse auf das soziale Krankheitslernen ziehen: Je älter die Kinder werden, desto mehr kopieren sie offensichtlich das Verhalten der Erwachsenen, hier der Mutter bzw. des Vaters.

Schlußfolgerungen
Die vorliegenden Ergebnisse bedürfen noch einer weitergehenden qualitativen Absicherung durch eine Interviewstichprobe. Aber schon jetzt läßt sich ein umfangreicher therapeutischer und präventiver Ansatz für Problembewältigung ableiten, vor allem um eine zunehmende Chronifizierung der Kopfschmerzen mit ihren psychischen, sozialen und organischen Folgen aufzuhalten. Die Bemühungen zur Eindämmung der Kopfschmerzen müssen auf allen Ebenen ansetzen und dürfen sich trotz aller scheinbar offensichtlichen Zusammenhänge nicht allein in sozialpolitischen Diskussionen erschöpfen. Parallel zur Entwicklung neuer gesellschaftlicher Bedingungen ist angesichts der drängenden Problematik rasches und effektives Beraten und Behandeln gefordert. Dies schließt alle zur Verfügung stehenden bewährten psychologischen und medizinischen Verfahren ein, die angesichts der Größenordnung des Problems vor allem auch unter ökonomischen Gesichtspunkten zum Einsatz kommen müssen. Inwieweit auch frühe Aufklärung in der Schule über die Zusammenhänge von Distreß und Kopfschmerzen sowie das Einüben von streßabbauenden Strategien wie der progressiven Muskelrelaxation nach Jacobson im Sinne der Vorbeugung wirksam sind, sollte baldmöglich überprüft werden.

3.6 Literatur

Bille B (1962) Migraine in schoolchildren. Acta Paediatrica Scand 51 (Suppl. 136) 1-151
Bille B (1973) The prognosis of migraine in childhood. Acta Paediatrica Scand (Suppl. 236) 18
Bille B (1982) Migraine in childhood. Panminerva Medica 24:57-62
Bischoff C, Traue HC, Zenz H (1990) Spannungskopfschmerz. In: Basler HD, Franz C, Kröner-Herwig B, Rehfisch HP, Seemann H (Hrsg) Psychologische Schmerztherapie. Springer Berlin, S 251
Brähler E (1978) Der Gießener Beschwerdebogen (GBB) Habilitationsschrift, Gießen, S 123
Bruyn GW (1983) Epidemiology of migraine: a personal view. Headache 23:127-133
Dalsgaard-Nielsen T, Engberg-Pedersen H, Holm HE (1970) Clinical and statistical investigations of the epidemiology of migraine. Dan Med Bull 17:138-148
Del Bene E (1982) Multiple aspects of headache risk in children. In: Critchley M et al (eds) Advances in Neurology, Vol 33. Raven Press, New York, pp 187-198
Egermark-Eriksson I (1982) Prevalence of headache in swedish schoolchildren. A questionnaire survey. Acta Paediatr Scand 71:135-140
Frankenberg S v, Pothmann R (1995) Epidemiologie von Kopfschmerzen bei Schulkindern. Psychomed 7: 157-163
Gerber (1990) Migräne. In: Basler HD, Franz C, Kräner-Herwig B, Rehfisch HP, Seemann H (Hrsg) Psychologische Schmerztherapie. Springer Heidelberg, S 266
Goldstein M, Chen TC (1982) The epidemiology of disabling headache. In: Critchley M et al (eds) Advances in Neurology, Vol 33. Raven Press, New York, pp 377-390
Headache Classification Committee of the International Headache Society (1988) Classification and Diagnostic Criteria for Headache Disorders, Cranial Neuralgias and Facial Pain. Cephalalgia 8 (Suppl 7) 10-96
Hurrelmann, Klaus (1988) Sozialisation und Gesundheit. Somatische, psychische und soziale Risikofaktoren im Lebenslauf. Juventa, Weinheim
Kästner E (1985) Pünktchen und Anton.
Kröner-Herwig (1990) In: Basler HD u.a. (Hrsg) Psychologische Schmerztherapie. Springer Heidelberg, S.7
Lanzi G (1980) La cefalea essenziale nell' eta evolutiva. Il Pensiero Scientifico Editore, Rome, pp 55-64
Linet MS, Stewart WF (1984) Migraine headache: Epidemiological Perspectives. Epidemiologic Reviews, 6:107-139
Manzoni GC, Grannella F, Malferrari G, Cavalieri R, Bizzi P, Ferrari AM (1989) An Epidemiological study of headache in children aged between 6 and 13. In: Lanzi G, Balottin U, Cernibori A (eds). Excerpta Medica International Congress Series 833, Elsevier Amsterdam New York
Øster J (1972) Recurrent abdominal pain, headache and limb pains in children and adolescents. Pediatrics 50:429-436
Passchier J, Orlebecke JF (1985) Headaches and stress in schoolchildren: An epidemiological study. Cephalalgia 5:167-176
Piaget J (1969) Das Erwachen der Intelligenz beim Kinde. Klett, Stuttgart
Piattella L, Cardinali C, Tavoni MA, Papa O (1989) Headache in school Children: An epidemiological study (USL 12 Ancona). In: Lanzi G, Balottin U, Cernibori A (eds). Excerpta Medica International Congress Series 833, Elsevier Amsterdam New York
Pothmann R (1988) Chronische Schmerzen im Kindesalter. Hippokrates, Stuttgart
Saraceni G, Armani S, Bottazzo S, Gesmundo E (1989) Prevalence of migraine in 901 Venetian school children between 6 and 13 years. In: Lanzi G, Balottin U, Cernibori A (eds). Excerpta Medical International Congress Series 833, Elsevier Amsterdam New York

Sillanpää M (1976) Prevalence of migraine and other headaches in children starting school. Headache 15:288-290
Sillanpää M (1983) Changes in the prevalence of migraine and other headaches during the first seven school years. Headache 23:15-19
Sillanpää M (1989) Prevalence 5 years old children. 4. Int Symposium Int Headache Society, Sidney
Sparks JP (1978) The incidence of migraine in schoolchildren. A survey by the medical officers of school association. Practitioner 221:407-411
Valquist B (1955) Migraine in children. Int Arch Allergy 7:348-355
Zenz H, Marschall P, Balzer-Böken B (1983) Untersuchungen über Leistungsverhalten und körperliches Wohlbefinden bei Schülern. Forschungsbericht, Abt Med Psychol Univ Ulm

4 Diagnostik

4.1 Einleitung

Bei Kindern sind Schmerzen schwieriger zu beurteilen als bei Erwachsenen. Der entscheidende Unterschied ist trotz aller Ähnlichkeit im Gesichtsausdruck von Säuglingen und Erwachsenen in der *nonverbalen* Natur der frühkindlichen Schmerzreaktion zu suchen (Craig et al. 1982). Allgemein wird die Möglichkeit, Schmerzen bei jüngeren Kindern zu quantifizieren, für nicht durchführbar gehalten. *Unreife* des Nervensystems, fehlende Entwicklung des Körperschemas und ein hohes Maß an Emotionalität, bzw. kognitive Defizite scheinen die Summe der Vorurteile gegenüber Kindern auszumachen. Wenn auch krasse Verkennungen der kindlichen Schmerzperzeption heute nicht mehr geäußert werden (Poznanzki 1976), so scheint das Mißtrauen gegenüber der Zuverlässigkeit kindlicher Äußerungen nach wie vor gegeben zu sein. Daher wird z.B. auch die postoperative Analgesie und klinisch-onkologische Schmerztherapie – insbesondere im Kleinkindalter – verglichen mit Erwachsenen deutlich zurückhaltender gehandhabt (Schlechter et al. 1986).

4.2 Entwicklungsneurologische Grundlagen

Die Entwicklung des menschlichen Nervensystems ist mit der Geburt noch nicht abgeschlossen. Aussprossung von Dendriten, Migration und Myelinisierung sind zum Teil erst mit Ende des 3. Lebensjahres beendet. Eine weitgehende Übereinstimmung mit den *neurophysiologischen* Verhältnissen bei Erwachsenen kann unter Berücksichtigung der wachstumsbedingten Größendifferenz mit etwa 8 Jahren angenommen werden: Zu diesem Zeitpunkt ist auch die Entwicklung von Körperschema und Feinmotorik weitgehend beendet und verändert sich bis zur Pubertät nur noch geringfügig (Touwen u. Prechtl 1979; Pothmann et al. 1985; Pothmann u. Kurbjun 1989). Diese Gesichtspunkte dürfen aber nicht von der Tatsache ablenken, daß bis auf die klinisch unbedeutenden Reifungsprozesse, die sich auf die Schnelligkeit der Nervenleitung beziehen, kein Zweifel daran bestehen kann, daß schon sehr unreife Frühgeborene der 25. Schwangerschaftswoche Schmerzen empfinden und vegetativ in ähnlicher Weise wie ältere Kinder reagieren, die ihre Empfindungen verbal mitteilen können (Carmichael 1951; Anand et al. 1987).

4.3 Tierexperimentelle Grundlagen zur Entwicklung der Schmerzrezeption

Tierexperimentelle Untersuchungen bei jungen *Ratten* zur Entwicklung der Schmerzschwelle während der ersten 40 Lebenstage lassen keine Änderung mehr erkennen, obwohl die anatomisch und funktionell ausgereiften C-Fasern erst zwischen dem 10. und 20. Lebenstag funktionell integriert sind (Fitzgerald u. Gibson 1984). Die nichtopioide streßinduzierte Analgesie herrscht in den ersten 25 Tagen vor, da die absteigenden schmerzhemmenden Bahnen bei Ratten zwischen dem 9. und 22. Lebenstag ihre Funktion aufnehmen (Fitzgerald u. Kotzenburg 1986). Anschließend überwiegt die opiatvermittelte Analgesie mit der zunehmenden Produktion von Beta-Endorphin im Hypothalamus (Martini et al. 1984).

Ähnlich wie beim Tier muß ein sensorischer Reiz in den frühen sprachlosen Phasen der menschlichen Ontogenese klassischerweise motorisch beantwortet werden, um den Nachweis einer Sinnesleistung zu erbringen (Schmidt 1983). Die *elektrische* Hautstimulation bei Säuglingen ist jedoch problematisch. Untersuchungen der Stromschwelle von Czerny (1892), die noch 1955 von Peiper unwidersprochen zitiert wurden, können wohl nicht mehr für die Annahme einer ausgesprochen niedrigen Schmerzschwelle bei Neugeborenen herangezogen werden (Peiper 1924, 1926). Danach lag die Schmerzschwelle am 1. Lebenstag noch bei 400 mA, um nach einem Monat auf 250, nach 5 Jahren auf 150 und erst mit 6 Jahren auf Erwachsenenwerte von 50 mA zu sinken.

Studien an *Säuglingen* unter Schlafbedingungen konnten zeigen, daß die interindividuelle Streuung der motorischen Antwort als Maß der Schmerzreaktion sehr groß ist (0,61–4,76 mA). Die durchschnittliche Schmerzschwelle steigt von der ersten Messung (0,86 mA unter Schlafbedingungen, Erwachsenen entsprechend) innerhalb einer Stunde deutlich an (2,1 mA). Dieses Phänomen spricht für ein ausgeprägtes Adaptationsverhalten (Lampante 1973). Problematisch bleibt, daß die Unterscheidung zwischen Sensations- und Schmerzschwelle, die beim Erwachsenen deutlich diskriminiert, vom Säugling noch nicht geleistet werden kann.

Kleinkinder ab dem 4. Lebensjahr mit der gleichen Methode zu untersuchen, ist weit unproblematischer. Sie zeichnet sich durch gute Reproduzierbarkeit und geringe subjektive Beeinträchtigung aus. Hauptschwierigkeit ist die Festlegung der Übergangsschwelle zwischen Wahrnehmung der Kribbelsensation und Auftreten des Schmerzes. Unabhängig von Variablen wie Erwartungsangst oder Gewöhnung steigt die subjektive Schmerzschwelle zwischen dem 4. Lebensjahr und dem Erwachsenenalter von 0,49 auf 0,81 mA (Wenner et al. 1972).

Grundsätzlich widerlegen die vorliegenden, z.T. nicht konsistenten Ergebnisse Auffassungen, daß die Schmerzschwelle bei Säuglingen über derjenigen von Erwachsenen liegt. Es bleibt abzuwarten, ob es gelingt, z.B. mit Hilfe somatosensibler (auch durch Hitze, Kälte) evozierter Potentiale bei Kindern objektivere Daten auch für die Entwicklung der Schmerzschwelle im frühen Kindesalter zu gewinnen.

4.4 Psychomentale Entwicklung der Schmerzverarbeitung

Schmerz ist immer auch ein subjektives Phänomen, deshalb müssen für sein Verständnis auch die psychomentalen Entwicklungsvariablen bekannt sein. Die Verarbeitung von Schmerzen hängt im wesentlichen vom Entwicklungsstand kognitiver und behavioraler Fähigkeiten ab. In der vorsprachlichen Entwicklungsphase der ersten zwei Lebensjahre ist man in der Erkenntnis auf die Beobachtung sowie auf physiologische Parameter angewiesen. Gefühlsäußerungen sind zum Teil ontogenetisch determiniert, so daß schon der Geburtsschrei als Ausdruck von Schmerz verstanden werden muß. Physiologische Streßreaktionen und Verhaltensweisen sind bekanntermaßen eng mit subjektiven Schmerzerscheinungen gekoppelt (Owens 1984; Owens u. Todt 1984; Tab. 20).

Tab. 20: Physiologische Maße kindlicher Schmerzen

Puls/Blutdruck
Atmung
pO_2
Schwitzen
Endorphine/Cortisol

Darüber hinaus besteht eine Beziehung zwischen Gefühlen und Verhaltensausdruck (Streß/Angst und Schreien; Freude und Lachen). Nach Sanders (1979) lassen sich drei Kategorien bei der Schmerzantwort von Erwachsenen feststellen, nämlich auf der grobmotorischen, kognitiven und der physiologischen Ebene. Eine ähnliche Klassifikation ergibt sich für kindliche Gefühlsäußerungen auf der Verhaltens-, der Denk- und der physiologischen Ebene (Izard 1982; Tab. 21). Die offensichtliche Analogie ist für das Verständnis schon bei der nonverbalen Einschätzung kindlicher Schmerzen sehr hilfreich.

Tab. 21: Schmerzkomponenten beim Kind

Physiologische Beteiligung
Verhalten
Kognitiver Anteil

Nach Piaget bestehen *vier* Perioden der sensomotorischen und kognitiven Entwicklung des Kindes (Pulaski 1971; Piaget u. Inhelder 1972; Oerter u. Montada 1982). Dieses Entwicklungsschema eignet sich gut, um die im Vergleich zum Erwachsenen unterschiedliche Reaktionsweise und Interpretation von Schmerz beim Kind zu verstehen, auch wenn Piaget selbst nicht speziell zum Schmerz bei Kindern Stellung bezogen hat.

4.4.1 Sensomotorische Phase

Die sensomotorische Phase (0 - 2 Jahre) beinhaltet den Erwerb und die Differenzierung von koordinierter Bewegung, Sinnesfunktionen und Sprache; sie gliedert sich in 6 Stadien (Piaget 1969).

Stadium I (0-1 Monat): Charakteristisch hierfür sind angeborene neonatale Reflexe, ungeschickte und unkoordinierte Körperbewegungen, Egozentrismus ohne Unterscheidung zwischen sich und der Umwelt, sowie fehlende Selbstwahrnehmung. Entsprechend ist die Schmerzreaktion im wesentlichen reflektorisch manifestiert und im physiologischen Rahmen mit dem Phänomen der Adaptation verbunden (Lampante 1973). In der klinischen Beobachtung sind aber auch schon bei Neugeborenen (während des ersten Lebensmonats) gezielte Schmerzabwehr und differenzierter Gesichtsausdruck erkennbar (Frank 1986; Grunau u. Craig 1987). Ansatzweise sind auch Schreianalysen möglich (Levine 1982; Johnston 1986). Ansonsten ist man auf die Messung von Streßparametern angewiesen (Puls, Blutdruck, Cortisol, [Nor-]Adrenalin: Anand et al. 1987; Tab. 12).

Stadium II (1-4 Monate): Primäre Kreisreaktionen bestimmen das Handlungsmuster, d.h. zufällige Handlungen mit einem angenehmen Ergebnis werden wiederholt, einfache Formen der Nachahmung und motorischen Antizipation, erste Gewohnheitsbildung; relativ lang anhaltendes Schreien und ungezielte motorische Aktivität als Schmerzreaktion (Craig et al 1982).

Stadium III (4-8 Monate): Sekundäre Kreisreaktionen beinhalten schon absichtlich wiederholte Handlungen mit dem Zweck der Umgebungsveränderung. Noch besteht ein subjektiver Objektbegriff. Das in diesem Alter typische „Fremdel"-Verhalten unterstützt bereits das Konditionieren von aversiven Schmerzreizen und Umgebungsbedingungen (z.B. weiße Kittel).

Stadium IV (8-12 Monate) ist gekennzeichnet durch komplexere Koordination der erworbenen Handlungsschemata und ihre systematische Anwendung auf neue Situationen, gezieltes Suchen/intentionales Verhalten, d.h. intelligentes Verhalten. Mit 7-9 Monaten erlangen Säuglinge die Fähigkeit, schmerzhafte Prozeduren von Ärzten vorauszusehen und antizipierendes Schmerzabwehrverhalten zu zeigen (Craig 1984).

Stadium V (12-18 Monate) beinhaltet die Abwandlung bekannter Verhaltensmuster und Entdeckung neuer Handlungsschemata durch aktives Experimentieren. Höhepunkt der sensomotorischen Phase.

Stadium VI (1½–2 Jahre): Verinnerlichung sensomotorischer Handlungsschemata, Entwicklung von Vorstellungen, Differenzierung nach Subjekt und Objekt, Beginn des symbolischen Denkens. Zugefügte Schmerzen können von krankheitsbedingten Schmerzen ansatzweise unterschieden werden. Gezielteres Interesse für die schmerzauslösende Prozedur, kürzeres Schreien als im ersten Lebensjahr und gezieltere Abwehrbewegungen sind kennzeichnend (Craig 1982).

4.4.2 Präoperationale Phase

Das Stadium des prälogischen Denkens zwischen dem 2. und 7. Lebensjahr ist durch magische Vorstellungen und kausale Verknüpfungen von zeitlichen Zusammenhängen gekennzeichnet: Schmerzauslöser und Umgebungsbedingungen sind austauschbar. Es herrschen egozentrisches Denken ausgedrückt in Animismus und Omnipotenz vor. Neben der kognitiven Entwicklung spielen der Einfluß von Einstellungen zur Umwelt und die Motivation eine zusätzliche Rolle bei der Schmerzreaktion und -verarbeitung.

Das vorbegriffliche Stadium: In das Alter zwischen 2–4 Jahren fällt die Entwicklung der perzeptuellen Konstanz und Darstellung durch Zeichnung, Sprache, Träume und Symbolspiel. Entsprechend ist die Schmerzverarbeitung durch magische Vorstellungen gekennzeichnet. Die Schmerzverursachung wird magisch-animalisch begriffen. Der Zusammenhang von Schmerz und Krankheit wird noch nicht verstanden. Bauch und Kopf sind die eigentlichen Schmerzprojektionsorte. Malen von Bildern und Rollenspiel sind die wichtigsten Ausdrucksmittel für die Kommunikation über das Schmerzerleben.

Das perzeptuelle oder intuitive Stadium bezeichnet das Alter zwischen 4 und 7 Jahren. Es handelt sich um eine Übergangsphase, in der die zentrierten und irreversiblen Denkweisen des vorangegangenen Stadiums zugunsten eines anschaulicheren Denkstils abgelöst worden sind. Die Kinder können Symbole oder Farben zu unterschiedlichen Schmerzstärken zuordnen (Jeans 1983; Pothmann 1984). In diese Zeit fällt auch der Beginn der Moralentwicklung, die noch sehr materiell geprägt ist und sich unkritisch an den familiären Regeln orientiert: Das Problem der Verknüpfung von Schmerz und Strafe wird potentiell gebahnt.

4.4.3 Konkret-operationale Phase

In der Stufe des *konkret-logischen* Denkens zwischen dem 7. und 10. Lebensjahr steht der Begriff der „Operation" im Mittelpunkt, der die zentrale Auffassung Piagets von Erkennen und Intelligenz wiedergibt. Charakteristische Eigenschaften von Operationen sind Aktivität und Systematisierung. Das Kind kann jetzt schon nach äußeren Ursachen und inneren Folgen einer (schmerzhaften) Krankheit unterscheiden. Schmerz wird als körpereigen verstanden und mit Gefühlsqualitäten wie unglücklich, elend, zum Schreien usw. belegt (Gaffney u. Dunne 1986).

4.4.4 Formal-operationale Phase

Betrachtet man die Übergangsphase vom Kindesalter zum Erwachsenen, so sind vergleichbare Voraussetzungen ab dem 11. Lebensjahr mit den Fähigkeiten zu formal-logischem Denken als gegeben anzusehen. Das Denken hat sich über den konkret operationalen Rahmen hinaus entwickelt und bedient sich abstrakter Formen und Hypothesen. Schmerz kann physisch, psychisch und psychosozial beschrieben werden.

Grundsätzlich können die einzelnen Phasen überlappen, vor allem ist regressives Verhalten entsprechend früheren Entwicklungsstadien unter (schmerzhaften) Krankheitsbedingungen zu kalkulieren.

Den Zusammenhang von kognitiver Entwicklung und Schmerzverständnis bestätigten auch Gaffney und Dunne (1986) in einer Untersuchung an 680 irischen Schulkindern zwischen 5 und 14 Jahren. Mit Hilfe eines Satzergänzungstestes ließen sich den drei Piagetschen kognitiven Entwicklungsstufen konkrete, halbabstrakte und abstrakte Schmerzdefinitionen statistisch signifikant zuordnen. Schmerzzeichnungen von Vorschulkindern sowie Zuordnungen von Schmerzstärke und Farben lassen ebenfalls einen eindeutigen Entwicklungstrend erkennen (Jeans 1983). Damit sind Aussagen über eine fehlende Entwicklung der Schmerzverarbeitung auf methodische Fehler zurückzuführen (Ross u. Ross 1984 a,b). Die Kenntnis dieser Grundlagen ermöglicht es, konkrete schmerzreduzierende Verfahren für ärztliche Eingriffe schon bei Vorschulkindern zu entwickeln.

Zusätzlich zu den Aspekten der kognitiven Entwicklung ist es wichtig, den sozialen Lernprozeß des Kindes zu berücksichtigen. Dieser erklärt häufig, warum Kinder in ähnlichen Situationen unterschiedlich auf Schmerzen reagieren. Ein sicheres Gefühl – bedingt durch eine gute familiäre Bindung – ermöglicht es bereits dem Säugling in angstbesetzten schmerzhaften Situationen eine hohe Schmerztoleranz zu beweisen. Andererseits besteht eine höhere Wahrscheinlichkeit, daß Kinder mit einem inadäquaten Schmerzkupierungsverhalten häufiger aus Familien stammen, in denen Vorbilder mit chronisch schmerzhaften Erkrankungen oder ungünstigen schmerzhaften Vorerfahrungen gegeben sind (Craig 1978; Lavigne et al. 1986).

4.5 Klinische Schmerzdiagnostik

Die klinische Schmerzdiagnostik orientiert sich sehr stark an den verschiedenen Stufen der kognitiven und sozialen Entwicklung des kindlichen Schmerzerlebens. Aus diesem Grund ist die Messung klinischer Schmerzen beim Kind nicht mit dem Instrumentarium für Erwachsene zu bestreiten. Die Voraussetzungen für das Verständnis des Kapitels sind im entwicklungspsychologischen Grundlagenteil dieses Buches abgehandelt.

4.5.1 Methoden der klinischen Schmerzdiagnostik

Schmerzanamnese

Die Schmerzanamnese muß ausführlich sein und die gesamte Vorgeschichte unter Einschluß der psychosozialen Variablen umfassen, will man das Schmerzproblem ganzheitlich lösen. Eine vordergründige Betrachtungsweise führt sonst häufig zu rein symptomatischen und nur kurzfristig wirksamen Therapieansätzen. Als Hilfestellung zur Strukturierung von Schmerzanamnese und Bewertung des Schmerzcharakters kann man die Tabellen 22 und 23 verwenden. Das Verfahren eignet sich vor allem für Angaben durch die Eltern.

Tab. 22: Schmerzanamnese

Familiäre Belastung
Erstmanifestation
Häufigkeit
Zeitpunkt des Auftretens
Schmerzdauer
Schmerzcharakter
Schmerzlokalisation (Kopf, Teil des Kopfes, Nacken, Brust, Bauch, Rücken, Knochen, Gelenke, Muskeln, Nerven)
Vegetative Begleiterscheinungen
Appetit, Eßgewohnheiten (Süßigkeiten?)
Konstitutionelle Gesichtspunkte: Belastungsfähigkeit, Infektanfälligkeit
Chronische Grunderkrankung
Verhaltensstörung (aggressiv, depressiv, hyperkinetisch, überangepaßt)
Familiäre Konflikte, (familiäre) Leistungshaltung
Kindergarten-/Schulsituation

Tab. 23: Schätz-Skala zur anamnestischen Schmerzbewertung durch die Eltern

	nie 0	leicht 1	deutlich 2	sehr ausgeprägt 3
1. Anfallsartiger Schmerz		○	○	○
2. Dauerschmerzen		○	○	○
3. Schmerzfrequenz		○ (< 1 ×/Mon)	○ (1–3 ×/Mon)	○ (1–7 ×/Wo)
4. Wechselnde Schmerzstellen		○	○	○
5. Übelkeit/Erbrechen		○	○	○
6. Sehstörungen		○	○	○
7. Schwindel		○	○	○
8. Appetit-/Verdauungsstörung		○	○	○
9. Aggressives Verhalten		○	○	○
10. Schlafstörung		○	○	○
11. Müdigkeit, Lustlosigkeit		○	○	○
12. Leistungsminderung		○	○	○

Zutreffendes bitte ankreuzen!

Wegen der unterschiedlichen Gewichtung der Items ist die Bildung eines Gesamtscores nicht immer sinnvoll. Bei einer Gesamtpunktzahl von 10 bzw. überwiegend angekreuzter Ausprägung von Grad 2 und 3, ist ein Leidensdruck anzunehmen, der die Einleitung von diagnostischen und therapeutischen Interventionen angezeigt erscheinen läßt.

Methoden der Schmerzmessung

Zielsetzung klinischer Schmerzmessung im Kindesalter sollte die altersentsprechende Beschreibung der Schmerzsituation sein und die Beeinträchtigung der Lebensfreude einbeziehen (Tab. 24). Eine fundierte Dokumentation ermöglicht dann, in eine adäquate Schmerztherapie einzusteigen.

Tabelle 24: Ziele der Schmerzmessung

– Altersgerechte Erfassung der Verhaltens- und Gefühlsbeeinträchtigungen
– Entscheidungshilfe für die Schmerztherapie
– Verbesserung der Schmerztherapie

Beobachtungsmethoden

Während der ersten drei bis fünf Lebensjahre sind die Möglichkeiten der verbalen Quantifizierung von Schmerzen entweder nicht oder nur unzureichend vorhanden. In diesem Zeitraum stehen vor allem Methoden der Außenbeobachtung durch Eltern, Schwestern oder Ärzte zur Verfügung. Aus der

Anschauung heraus können Ärzte lernen, ihre Einschätzung weitgehend zu optimieren (Hodgkins et al. 1985). *Eindimensionale* Verfahren sind zwar grundsätzlich als problematisch anzusehen, nehmen jedoch in der klinischen und praktischen Routinearbeit einen wichtigen orientierenden Stellenwert ein (Tab. 25, 26).

**Tab. 25: Beobachtungs- und Verhaltenskalen
– postoperativ/Krebsschmerz – (CHEOPS, 1983; KUSS, 1990;)**

Gesichtsausdruck
Schreien/verbale Äußerung
Bewegung (Torso/Extremitäten)
Reaktion auf (Wund-)Berührung

Tab. 26: Schätzskala klinischer Schmerzen durch Außenbeurteilung

0 Keine Reaktion (Bewegungen, Gesicht)
1 Abweisender Blick, Abgeschlagenheit, Blässe, leichte Gesichtszuckungen, Schmerzangabe nur auf Befragen
2 Weinen, Abwehrreaktion, Klagen, Festhalten der schmerzenden Stelle, schmerzhaft eingeschränkte Bewegungsfreiheit, Aggressivität, spontane Schmerzäußerung
3 Schreien, Toben, muß festgehalten werden, hält die Schmerzen kaum aus

Bitte zutreffende Zahl ankreuzen und Aussagen unterstreichen/markieren

Eine wichtige Methode der Außenbeurteilung für zwei bis sechs Jahre alte (französische) Kinder wurde von Gouvain-Piquard et al. (1986) vorgestellt. Es handelt sich um ein aufwendigeres *mehrdimensionales* Verfahren, das sich durch eine gute testtheoretische Absicherung auszeichnet. Es wurde an einer größeren Stichprobe validiert und die Reliabilität durch verschiedene Beobachtergruppen abgesichert. Für klinische Schmerzuntersuchungen im Kleinkindalter erscheint es besonders gut geeignet, weil auch die Dimensionen Angst und Depression einbezogen sind.

Unter dem Gesichtspunkt, die Notwendigkeit und den Erfolg einer Schmerztherapie schon im Säuglingsalter beurteilen zu können, wurde von McGrath et al. (1984) eine Verhaltensbeobachtungsskala entwickelt (Children's Hospital of Eastern Ontario Pain Scale: CHEOPS). Neben 6 Verhaltens-Items wurden zusätzlich Puls, Atmung und Temperatur erfaßt. Der Test zeichnet sich durch eine hohe Interrater-Reliabilität von über 80% aus. Die Validität ergab sich aus der Korrelation mit den physiologischen Daten. Während der postoperativen Fentanylanalgesie erwies sich das Verfahren bei 45 Kindern zwischen 6 Monaten und 6 Jahren als klinisch ausreichend sensitiv.

Im Säuglingsalter eignet sich zur Beschreibung von schmerzhaften Reaktionen für den klinischen und wissenschaftlichen Bereich das multidimensionale Vorgehen nach Johnston und Strada (1986). Es handelt sich um eine kombinierte Registrierung von Puls, Körperbewegungen, Atmung, Gesichtsausdruck, Schreien und einem Stimmspektogramm.

Methoden zur Selbsteinschätzung

Das Spektrum von Methoden zur Messung von Schmerzen mit Selbst-Auskunft-Skalen, die ab dem späten Kleinkindalter einsetzbar sind, ist relativ breit und reicht von einfachen Fragen bis zu gut validierten Analog- oder Symbol-Skalen (Tab. 27).

Tab. 27: Kognitive Auskunftsskalen

Einfache Fragen
Schmerzworte
Numerische Skalen (0-5-10)
Visuelle Analog-Skala
Farben
Gesichter
Schmerzzeichnungen
Projektive Tests

Smiley-Analog-Skala, Visuelle Analog-Skala

Entsprechend der kleinkindlichen Entwicklungsstufe kommen insbesondere solche Verfahren in Betracht, die nonverbal verstanden werden. Hierzu eignen sich Gesichter mit unterschiedlichem Ausdruck (McGrath et al. 1984; Pothmann u. Goepel 1984, Pothmann 1990; Maunuksela u. Korpela 1986). In Anlehnung an die „Visuelle Analog-Skala" (VAS; Wallenstein 1984; Houde 1982) haben wir den Namen „Smiley-Analog-Skala" (SAS) vorgeschlagen (Abb. 3). Die SAS besteht aus fünf Gesichtern, die Schätzwerte werden auf einem Dokumentationsblatt eingetragen, um den Verlauf zu dokumentieren (Tab. 28).

Tabelle 28: Dokumentationsblatt – Smiley-Analog-Skala (SAS)

Name: .... Geb.-Datum: ....

Datum: .... Diagnose: ....

```
             SAS-Wert
Uhrzeit  1   2   3   4   5        Therapie/Dosis
  _ 1   _____
  _ 2   _____
  _ 3   _____
  _ 4   _____
  _ 5   _____
  _ 6   _____
  _ 7   _____
  _ 8   _____
  _ 9   _____
  _ 10  _____
  _ 11  _____
  _ 12  _____
   .
   .
   .
  _ 24  _____
```

Unabhängig voneinander wurde die Methode für Kinder ab 3 bzw. 5 Jahren mit Hilfe der Visuellen Analog-Skala validiert (McGrath et al. 1984, Pothmann u. Goepel 1984; Pothmann 1990). Zwischen dem 5. und 7. Lebensjahr waren die meisten Kinder in der Lage, die VAS zu verwenden, die 5stufige SAS war bereits ab dem 3. Lebensjahr einsetzbar (Scott 1977). Die Korrelation zwischen VAS und SAS ergab bei 100 Kindern mit verschiedenen Schmerzursachen, wie Venenpunktion, Lumbal-/Knochenmarkpunktion, Kopf-, Gelenk- und Tumorschmerzen einen engen Zusammenhang ($r = 0.87$). Weiterhin erlaubt die Smiley-Analog-Skala eine Korrelation von Schmerzstärke und unterschiedlichen Schmerztypen, die Erfahrungen im Umgang mit der SAS bei 176 Kindern sind in Tabelle 29 zusammengefaßt (Pothmann 1988).

Abb. 3: Smiley-Analog-Skala (SAS)

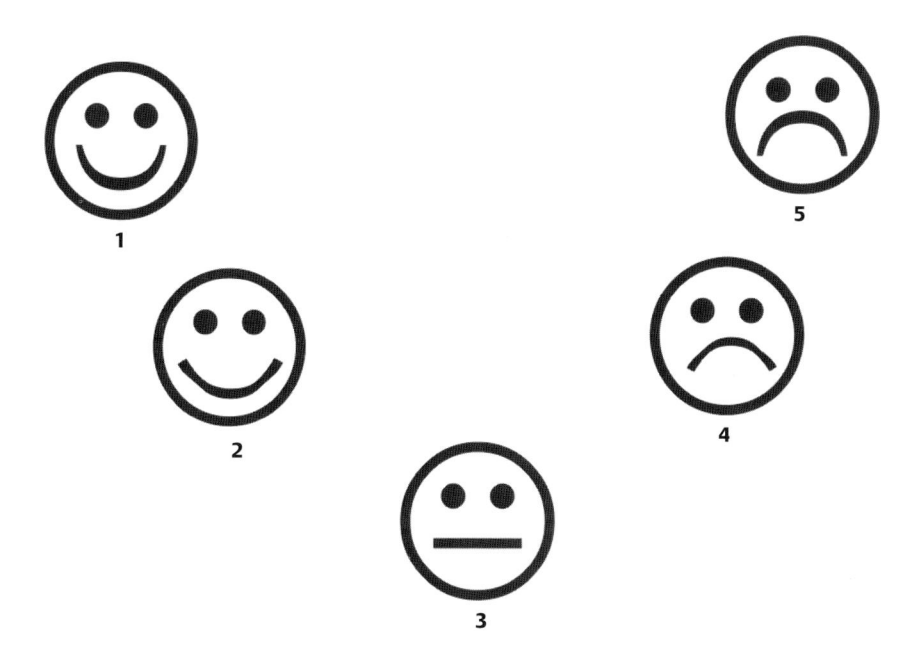

Tab. 29: Korrelation von Smiley Analog Rating und klinischen Schmerzen

Diagnose	Smiley-Analog-Skalen(SAS) Werte						
	n	1	2	3	4	5	x̄
Venenpunktion	24	2	9	7	6	0	2,7
Lumbal-/Knochen-markspunktion(*)	42	10	10	10	7	3(2)*	2,7
Postoperative Schmerzen (Muskelbiopsie, Appendekt.)	8	1	3	1	3	0	2,75
Gelenkschmerzen	35	1	10	17	2	5	3,1
Tumorschmerzen	32	0	11	11	4	6	3,1
Kopfschmerzen	28	0	6	13	4	5	3,3
Bauchschmerzen	7	0	0	1	5	1	4
	176	14	49	60	31	20	**3,1**
[%]	[100]	[8]	[28]	[34]	[18]	[11]	

Farb-Skalen

Im Kleinkindalter läßt sich auch die emotional ansprechende Qualität von Farben nutzen, um Aussagen zur Schmerzstärke zu erhalten. (Scott 1978; Savedra et al. 1984). Eine 4stufige Farbskala nach Eland (1981) hat die Vorgaben: „Schmerzvollstes Ereignis", „Nicht ganz so stark wie das schmerzvollste Ereignis", „Wie etwas, das wenig weh tut" und „Überhaupt keine Schmerzen", wobei Rot den stärksten Schmerz ausdrückt. Das Verfahren hat sich für Kinder zwischen 4,9 und 5,9 Jahren in der Schmerzerfassung bewährt. Der Rang der roten Farbe konnte auch von Varni bestätigt werden (1988). 52% der Kinder wählten Rot als Ausdruck stärkster Schmerzen, 26% Violett für mittelstarke Schmerzen, 30% Orange für leichte Schmerzen und 30% Gelb für Schmerzfreiheit. Farbskalen sind unter Umständen geeignet, die Lücke zwischen Smiley-Analog-Skala und Außenbeobachtungsmethoden während der nonverbalen Entwicklungstufe zu schließen. Voraussetzung ist jedoch die Fähigkeit zur Farbdifferenzierung, die zwischen dem zweiten und dritten Lebensjahr beginnt.

Komplexe Schmerzbewertungsteste

Sie sind ein wichtiger Bestandteil psychologischer Diagnostik. Die Suche nach der Bewertung verschiedener Schmerzen war auch Intention von Ross und Ross (1984) bei einer Befragung von 994 Nordkalifornischen Schulkindern im Alter von 5 – 12 Jahren. Geht man von repräsentativen Bedingungen aus, so ergibt sich eine *Prävalenz* von Schmerzproblemen und -erfahrungen wie in Tab. 30 aufgelistet.

Analog zu den Piagetschen Entwicklungsbedingungen fanden sich in dieser Gruppe zwar die grundsätzlichen kindlichen Fähigkeiten, Schmerzen zu beschreiben, Wissen und Verständnis des Schmerzproblems waren jedoch zum großen Teil unterentwickelt. Alters- oder Geschlechtsunterschiede bestanden nicht. Der Umgang mit Schmerzbewältigungsstrategien (hinlegen, entspannterer Zeitplan, usw.) war nur wenig bekannt. Es fiel im Gegenteil der hohe Anteil von 19,7% der Schüler auf, die einen sekundären Krankheitsgewinn angaben, um vermehrte Zuwendung zu erhalten oder unangenehme Pflichten zu umgehen. Weitere 15,7% der Schüler simulierten regelrecht Schmerzen.

Tab. 30: Schmerzprävalenz (Ross & Ross 1984; 944 kaliforn. Schulkinder) (Prozentangaben gerundet)

Krankenhauserfahrungen postpartal	511	(51 %)
Interventionsbedürftige chronische Kopfschmerzen	44	(4 %)
Zahnbehandlungen	41	(4 %)
Interventionsbedürftige chronische Bauchschmerzen	51	(5 %)
Chronische Ohrenschmerzen	51	(5 %)
Blutkrankheiten	35	(3 %)
Gelenkschmerzen	19	(2 %)

In Anlehnung an den McGill Pain Questionnaire für Erwachsene (MPQ, Melzack 1975) wurde von Thompson und Varni (1986) ein mehrdimensionales Schmerzmeßinstrument für Kinder entwickelt: Der Varni/Thompson-*Pediatric Pain Questionaire (PPQ)*. Der Fragebogen liegt in einer Kinder- und Elternform vor. Die gemeinsamen Bestandteile erfassen Schmerzstärke und -lokalisation sowie die sensorischen, affektiven und evaluativen Schmerzqualitäten. Im Elternbogen werden zusätzlich Fragen zur kindlichen Schmerzanamnese und Familiengeschichte gestellt. Der Fragebogen wurde an einer größeren Zahl von Kindern mit rheumatischen Schmerzen validiert. Eine endgültige Form bzw. eine deutsche Übersetzung liegt noch nicht vor.

Die Forderung der Autoren nach einem optimalen mehrdimensionalen Schmerz-Verhaltenstest umfaßt eine *Schmerz-Selbstbeurteilung* (z.B. SAS, VAS, Schmerzthermometer, Farbteste, Zeichenteste, PPQ), *Verhaltensbeobachtung* (Schmerz- und allgemeines psychosoziales Verhalten, z.B. Family Environment Scale [FES]; [Moos u. Moos 1981], Child Behavior Checklist [CBCL], physiologisch-medizinische Parameter (Analgetikaverbrauch, Muskel- und Gelenkstatus, Blutdruck, Puls, Atemfrequenz, spezifische Marker der Aktivität einer Erkrankung sowie Entwicklungs- bzw. Intelligenzteste: z.B. Hamburg-Wechsler-Intelligenztest). Nur so kann das multidimensionale Phänomen Schmerz psychologisch hinreichend erfaßt werden.

Kopfschmerzkalender und Migränetagebuch
Grundsätzlich ist die Diagnose primärer Kopfschmerzen trotz aller Fortschritte in Detailfragen unverändert klinisch zu stellen. Daraus ergibt sich, daß alle Laboruntersuchungen und apparativen, insbesondere neurophysiologischen und bildgebenden diagnostischen Verfahren in erster Linie der Ausschlußdiagnostik dienen bzw. wissenschaftlichen Fragestellungen zum besseren pathophysiologischen Verständnis vorbehalten sind. Mehrdimensionale Tests zur Kopfschmerzdiagnostik und Dokumentation sind dabei für das Kindesalter anzustreben, um das Ausmaß der Kopfschmerzen besser erfassen und die

Behandlungseffizienz dokumentieren zu können. Hierfür eignen sich ansprechende Wochen- oder Monatskalender, in die das Kind Zeitpunkt, Dauer, Stärke, Schmerzlokalisation und die verschiedensten Auswirkungen auf den Alltagsablauf selbständig einträgt. Eltern sollten einen getrennten Schmerzkalender über die Schmerzen ihres Kindes führen, um Verzerrungen in der familiären

Abb. 4: Kopfschmerzfrequenz-Tagebuchbaseline

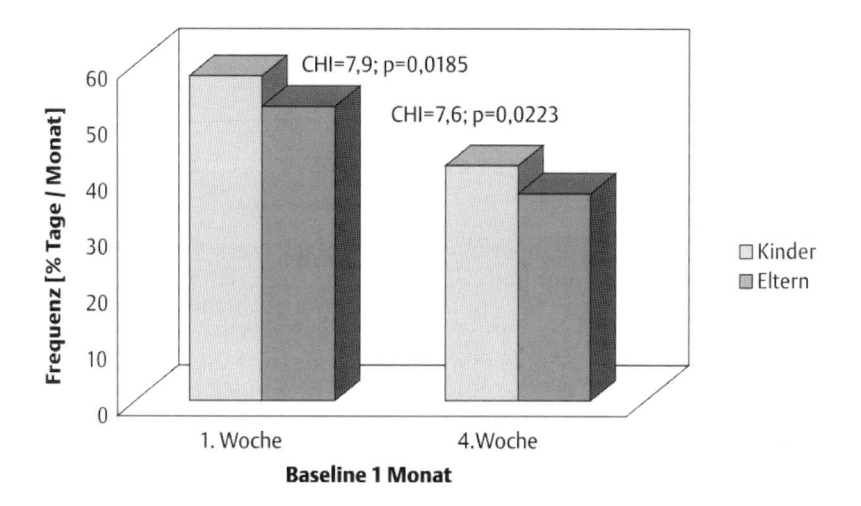

Abb. 5: Kopfschmerzstärke-Tagebuchbaseline

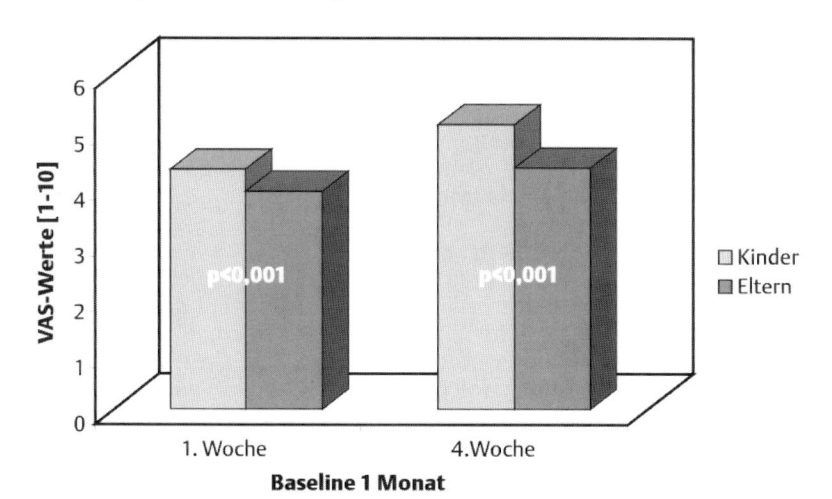

Wahrnehmung und Interaktion aufzudecken und therapeutisch angehen zu können (Lykaitis 1985). Erste Erfahrungen mit einem selbstentwickelten Migräne-Tagebuch für Kopfschmerzkinder sollen im folgenden dargestellt werden (Pothmann et al. 1991).

Das Meßinstrument setzt sich aus einem Anamnese-Fragebogen für das Kind und für die Eltern, sowie 20 Wochenblättern zur Dokumentation der Kopfschmerzen zusammen. Ansprechende Bären und Mäuse, die eigens von Janosch gezeichnet wurden, begleiten durch das Tagebuch und motivieren, ebenso wie bunte Aufkleber, die Kinder zum regelmäßigen Ausfüllen. Das Kopfschmerztagebuch erfaßt in standardisierter Weise das Kopfschmerzverhalten auf verschiedenen Ebenen und orientiert sich an den Forderungen von Kanfer (vgl. Bartling 1980; Schulte 1985; Thompson und Varni 1986). Die Fragebogen für Kinder und Eltern wurden hinsichtlich Situation, Gedanken, Gefühlen, Reaktionen, Auslöser und Bewältigung der Kopfschmerzen sowie Konsequenzen parallelisiert.

Die Kinder erhielten den Kalender bereits in einer 4- bis 6wöchigen Vorphase (Baseline), um die Behandlungswürdigkeit festzustellen. Lagen wenigstens zwei Kopfschmerzereignisse pro Monat vor, wurden die Migränekinder einem prophylaktischen Regime mit einem Betablocker (Beloc®) unterzogen bzw. bei überwiegenden Kopfschmerzen vom Spannungstyp verhaltenstherapeutisch versorgt.

Die *Ergebnisse* von 3 Jahren beziehen sich auf ca. 100 Kinder, die über 1300 Wochen dokumentierten. Bereits in der Baseline-Phase kam es bei etwa 10% der Kinder zu einem weitgehenden Sistieren der Beschwerden. Die durchschnittliche Kopfschmerzfrequenz lag in einer Gruppe von Kindern vor bzw. nach der Behandlung bei durchschnittlich 13,8 bzw. 3,6 pro Monat, während die Eltern in der gleichen Zeit nur 11,8 bzw. 2,8 vermerkten. Die Kopfschmerzdauer änderte sich über die Behandlung nicht wesentlich und lag nach Angabe durch die Kinder vorher bei 6,3 h und nachher bei 5,9 h (Eltern: 5,9 und 5,5 h). Die Einschätzung der Kopfschmerzstärke ergab keinen Unterschied zwischen Eltern und Kindern (vorher 4,5/4,3; nachher 4,2/4,6). Aus der Distanz der Außenbeobachter fiel das Urteil der Eltern allerdings bei der Beurteilung von Beeinträchtigungen durch die Kopfschmerzen etwas höher als durch die Kinder aus (1,4/1,0 vorher und 1,6/0,8 nachher). Zum anderen schätzten die Kinder den Erfolg z.B. einer medikamentösen Prophylaxe mit Metoprolol (Beloc®) insgesamt besser als ihre Eltern ein, was sich in höheren Signifikanzniveaus ausdrückt (Abb 4, 5).

Apparative Methoden der Algesimetrie

Bei der klinischen Algesimetrie werden apparative Techniken eingesetzt, um ein möglichst objektives Maß der Schmerzempfindungsschwelle zu bekommen. Hier soll auf einige Verfahren eingegangen werden, für die bei Kindern klinische Erfahrungen vorliegen (Tab. 31).

Tab. 31: Klinisch-apparative Algometrie

Tourniquet-Test (Vein-Distention-Test)
Cold-Pressure-Test
Druckalgometrie
Zahnpulpareizung
Evozierte Potentiale (elektrisch, Laserhitze)
EEG-Mapping
Visuell Evozierte Potentiale (VEP)

Tourniquet-Test (Vein-Distention-Test)

Die Provokation schmerzhafter Ischämie mit Hilfe einer Blutdruckmanschette ist eine sehr einfache und allseits verfügbare Methode zur orientierenden Schmerzschwellenmessung auch bei Kindern. Maß für die Bewertung der Schmerztoleranz ist die Zeit der arteriellen Blutleere bis zum Erreichen der nicht mehr erträglichen Schmerzgrenze. Unter Verwendung einer 7 cm breiten Manschette ist ein Druck von 100-140 mmHg bei Kindern je nach Alter und systolischem Blutdruck erforderlich, d.h. oberhalb des jeweiligen systolischen Blutdruckwertes. Typischerweise muß der mechanisch bedingte Anfangsschmerz in den ersten zwei Minuten abgewartet werden, bevor sich ein Plateau ausbildet, das in der folgenden Minute bei einem Manschettendruck von 60 mmHg mit dem langsam zunehmenden Ischämieschmerz endet. Das Schmerzrating erfolgt zur Verlaufsdokumentation in 10- bis 20sekündigen Abständen mit Hilfe einer Visuellen Analog-Skala (VAS) oder bei jüngeren Kindern mit der Smiley-Analog-Skala (SAS). Nachteilige systemische Reaktionen sind, wie auch nach längerer Blutleere (bis zu 75 Minuten) während orthopädischer Operationen im Kindesalter, nicht zu erwarten (Lynn 1986). Die Methode wurde in der Pädiatrie bisher von Del Bene (1991) systematisch bei Kindern mit Kopfschmerzen eingesetzt, wobei sich in ca. 90% bei Kindern mit Migräne im Gegensatz zu Spannungskopfschmerzen eine deutliche Schmerzzunahme feststellen ließ.

Druckalgesimetrie

Die Druckalgesimetrie ist bei Erwachsenen seit den 50er Jahren zur klinischen Schmerzmessung eingeführt (Keele 1954). Die Druckalgesimetrie ist vor allem im Bereich der Kau- und Nackenmuskulatur auf ihre Reliabilität hin untersucht worden (Jaeger u. Reeves 1986; Petersen et al. 1992). Gegenstand weiterer Untersuchungen waren die Schmerzsensitivität (Keele 1954; Merskey u. Spear 1964), die Druckschmerzwahrnehmungsschwelle allgemein (Keele 1954) und an Triggerpunkten (Fischer 1987; Jensen 1990). Die Effektivität von verschiedenen Therapieverfahren läßt sich mit der Druckalgesimetrie ebenfalls gut dokumentieren und objektivieren (Reeves et al. 1986).

Die Methode hat erst Ende der 80er Jahre einen wichtigen Stellenwert in der Evaluierung von Kopfschmerzen bei Erwachsenen erhalten (Langemark et al. 1989; Schoenen 1989). Neben einfachen Handgeräten kamen auch aufwendigere Apparaturen zur Anwendung (Göbel et al. 1992).

Im Rahmen der Entwicklung des Kindes zu abnehmenden schmerzbegleitenden Gefühlsäußerungen bei gleichzeitig zunehmenden psychosozialen Belastungen mit Eintritt in das Schulleben (Engel u. Hurrelmann 1990) treten zunehmend Muskelverspannungen auf, die als Myogelosen z.B. bei Spannungskopfschmerzen im Bereich des M. trapezius bereits im Kleinkindalter palpiert werden können (Lavigne et al. 1986). Zur Druckschmerzschwelle bei Kindern liegen jedoch bisher nur ansatzweise Erkenntnisse bei orthopädischen Erkrankungen vor, die für eine Korrelation mit den verschiedenen klinischen Krankheitsbildern nicht hinreichen (Walco et al. 1988).

Untersuchungsdesign. Die vorliegende Studie sollte dem Ziel dienen, Normwerte für die Druckalgesimetrie bei Kindern zu schaffen (Pothmann 1993). Schmerzsensations- und Toleranzschwellen wurde an verschiedenen Körperregionen symmetrisch bestimmt. Zur Prüfung der Reliabilität war die Wiederholung von Messungen durch verschiedene Untersucher bzw. zu verschiedenen Zeitpunkten vorgesehen. Die Validität der Methode wurde im Vergleich mit der Visuellen Analog-Skala (VAS) und bei einer Patientengruppe mit Kopfschmerzen geprüft.

Das Druckalgesimeter. Das verwendete Untersuchungsgerät ist das Pain Threshold Meter der Fa. Pain Diagnostics and Thermography, Great Neck, N.Y., USA. Es handelt sich um einen Handapparat mit einem 1 cm^2 großen Druckaufnehmer, der über einen Wandler Drücke zwischen 0 und 11 kp/cm^2 anzeigt. Die Ableseskala ist in 100 g-Schritten kalibriert. Die Messung erfolgt durch kontinuierliche Steigerung des Auflagedruckes mit einer Geschwindigkeit von 1 kp/s. Der Meßdruck wird senkrecht zur Hautoberfläche appliziert. Die Position der Anzeigenadel wird in Höhe des erreichten Auflagedrucks fixiert.

Probanden. Kinder aus Kindergärten und Schulen wurden im Rahmen einer gesundheitsärztlichen Untersuchung herangezogen, um standardisierte Schmerzschwellenwerte zu erheben. Nur Kinder, die unauffällig waren, wurden für die Standardisierung berücksichtigt. Die Teilnahme erfolgte nach Erläuterung des Vorgehens auf freiwilliger Basis.

Untersuchungslokalisationen. Die Druckalgesimetrie wurde an acht verschiedenen Körperstellen symmetrisch durchgeführt, wobei drei Lokalisationen am Kopf, eine an der Schulter und am Arm, sowie drei am Bein und eine lumbale Stelle verwendet wurden. Folgende Kurzbezeichnungen wurden dabei verwendet:

TEMP	M. temporalis
SUB	subokzipital, hinter dem Mastoid
TRAP	mittlerer Oberrand des M. trapezius
BRACH	Mitte des M. brachioradialis am Ellenbogen
LUMB	3 Fingerbreiten paraspinal L3/4 über der Rückenmuskulatur
TUB	1 Fingerbreit lateral der Tuberositas tibiae
PER	3 Fingerbreiten proximal des Malleolus medialis auf der Tibia
POST	3 Fingerbreiten proximal des Malleolus medialis hinter der posterioren Tibiakante über dem Weichteilgewebe

Meßbedingungen. Die teilnehmenden Kinder wurden in der Schule auf einer Untersuchungsliege oder im Kindergarten sitzend bzw. liegend untersucht. Die festgelegten Meßstellen wurden lokalisiert und von unten nach oben alternierend links und rechts mit Hilfe des Druckalgesimeters überprüft. Die Kinder wurden aufgefordert, die erreichte Schmerzsensation („wenn es anfängt wehzutun") bzw. die Grenze der Schmerztoleranz („wenn es nicht mehr auszuhalten ist") sofort zu signalisieren.

Ergebnisse
Normgruppe. 488 Kinder im Alter von 4–13 Jahren wurden in die Untersuchung einbezogen. Davon 233 Jungen und 256 Mädchen. Die genaue Alters- und Geschlechtsverteilung geht aus der Tabelle 32 hervor. Insgesamt wurden 10 unterschiedliche Altersstufen berücksichtigt.

Tab. 32: Algesimetrie-Untersuchungsgruppe nach Alter aufgeschlüsselt

Alter [J.]	Mädchen	Jungen	Jahrgangs-/Gesamtzahl
4	22	30	52
5	40	30	70
6	28	32	60
7	6	8	14
8	34	34	68
9	30	28	58
10	12	13	25
11	37	18	55
12	28	23	51
13	19	16	35
	256	232	488

Die Druckschmerzschwelle erwies sich als deutlich lokalisationsabhängig, wobei sie vom Kopf zu den Füßen zunahm (Abb. 6). Die Befunde am Musculus temporalis zeigen eine Altersabhängigkeit der Schmerzschwelle, die sich in Form von Perzentilkurven darstellen läßt (Abb. 7). Geschlechtsunterschiede, bezogen auf die Mittelwerte, lassen sich bei den 4, 6, 8, 10 und 12 Jahre alten Kindern an einigen Stellen statistisch signifikant nachweisen und zwar im Bereich des Temporalmuskels für 8jährige ($p < 0,01$), M. brachioradialis bei den 4- und 8jährigen, in der Lumbalregion für 8jährige und bei den 4jährigen Kindern an den zwei Untersuchungsstellen des distalen Unterschenkels ($p < 0,01$). Statistisch signifikante Unterschiede zwischen der rechten und linken Körperhälfte fanden sich nicht, so daß beide Werte im Sinne einer Retest-Reliabilität bei der zugrundeliegenden hohen Korrelation herangezogen werden können.

Retest-Reliabilität. Bei 20 Kindern wurde die Frage der Reproduzierbarkeit der Ergebnisse überprüft, wobei ein Junge und ein Mädchen jeder Altersgruppe

Abb. 6: Schmerzschwelle und Lokalisation

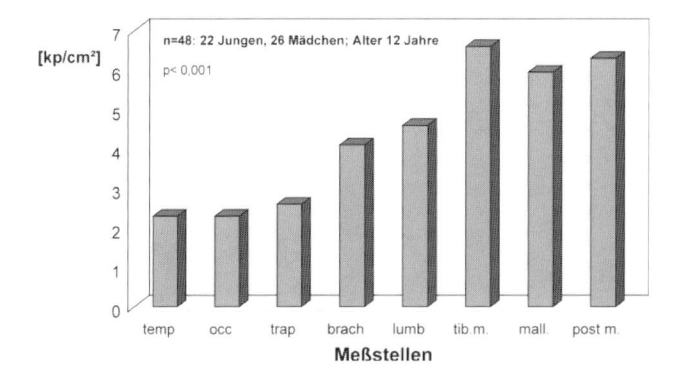

[kp/cm²] bar chart: n=48: 22 Jungen, 26 Mädchen; Alter 12 Jahre; p< 0,001. Meßstellen: temp, occ, trap, brach, lumb, tib.m., mall., post m.

Abb. 7: Druckschmerzschwellen – Perzentilen

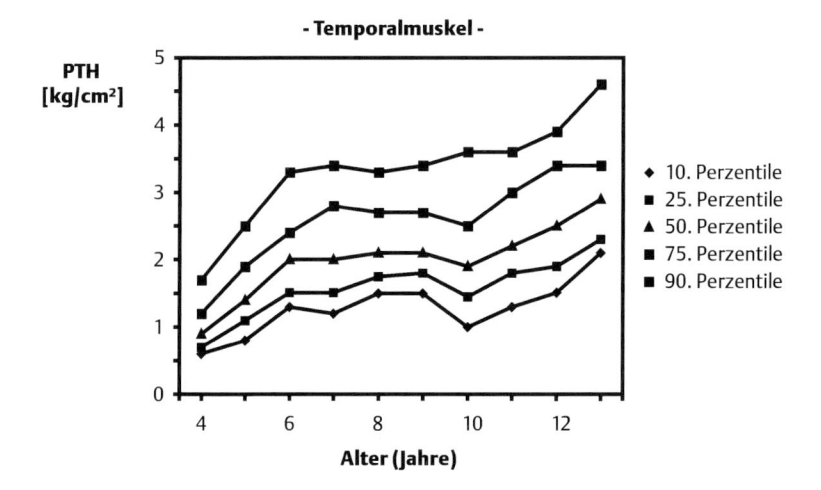

- Temporalmuskel -

PTH [kg/cm²] vs. Alter (Jahre); 10. Perzentile, 25. Perzentile, 50. Perzentile, 75. Perzentile, 90. Perzentile

herangezogen wurde. Die acht Untersuchungsstellen wurden zweimal an aufeinanderfolgenden Tagen gemessen. Es bestand eine sehr hohe Korrelation an jeder Meßstelle, unabhängig von Alter und Geschlecht ($p > 0,001$).

Interrater-Reliabilität. Ebenso wurden 20 Kinder in den zehn Altersstufen unter gleicher Verteilung der Geschlechter von zwei verschiedenen Untersuchern gemessen. Die Korrelationskoeffizienten lagen signifikant zwischen 0,34 für die Lokalisation POST und 0,88 für die Lumbalregion.

Druckschmerztoleranzschwelle. 61 Schulkinder beider Geschlechter im Alter von 8–9 Jahren wurden auch auf Unterschiede zwischen der Druckschmerz-

Abb. 8: Druckschmerz [PTH] und Druckschmerztoleranzschwelle [PTO]

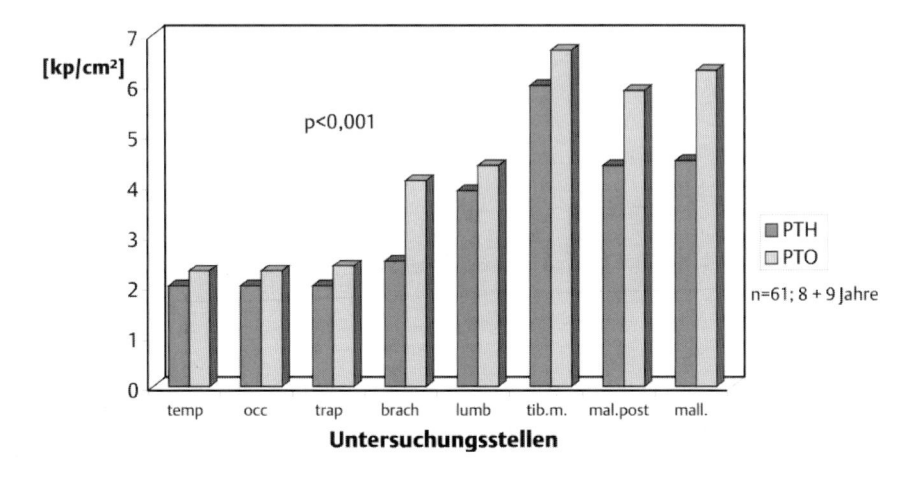

Balkendiagramm: [kp/cm²] gegen Untersuchungsstellen (temp, occ, trap, brach, lumb, tib.m., mal.post, mall.); PTH und PTO; p<0,001; n=61; 8 + 9 Jahre

Abb. 9: Korrelation von Schmerzschwelle und Visueller Analog-Skala (VAS)

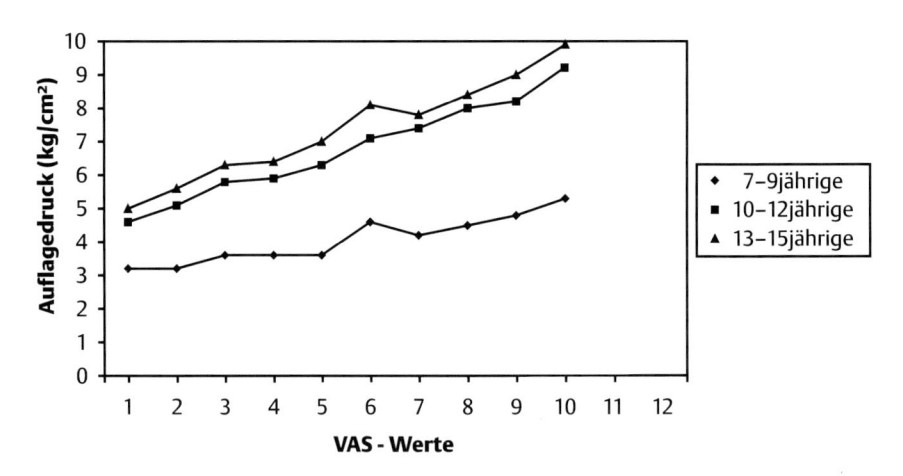

Liniendiagramm: Auflagedruck (kg/cm²) gegen VAS-Werte für 7–9jährige, 10–12jährige und 13–15jährige

schwelle und der Druckschmerztoleranzschwelle hin untersucht. Die Druckdifferenzen schwankten zwischen 0,4 g/cm² in der Temporalregion (9jährige Mädchen) und 2 kg/cm² retrotibial am Unterschenkel (8jährige Jungen). Die Druckschmerztoleranz stieg vom Kopf zum Fuß an und war vom Meßpunkt abhängig. Zwischen Jungen und Mädchen bestanden keine statistischen Differenzen. Der Unterschied zwischen Druckschmerzsensations- und -toleranzschwellenwerten war jedoch hochsignifikant (p < 0,001; Abb. 8).

Korrelation mit der Visuellen Analog-Skala (VAS). Die Frage, ob die Druckschmerzschwellenwerte bei Kindern mit üblichen klinischen Schätzmethoden wie der VAS korrelieren, wurde bei 27 Kindern (13 Jungen, 14 Mädchen) zwischen 7 und 15 Jahren überprüft.

50 valide Meßsequenzen konnten herangezogen werden. Als Lokalisation diente das Endglied des Zeigefingers proximal des Nagels. Die Kinder wurden aufgefordert, den aktuellen Druck mit den Zahlen einer 10-cm-Schmerzskala zu belegen. 341 Messungen wurden durchgeführt, wobei die Kinder in drei Altersklassen eingeteilt waren: 7–9jährige, 10–12jährige und 13–15jährige Kinder. Zwischen Druckwerten und VAS-Skalenwerten bestand eine positive Korrelation, wobei sich die drei Altersgruppen signifikant unterschieden (Abb. 9).

An der gleichen Stelle wurden auch die Druckschmerzschwellen bei 68 Mädchen und Jungen im Alter von 5 und 6 Jahren überprüft. Die Mittelwerte lagen für die 5 Jahre alten Mädchen bei 5 kg/cm^2 und die 6 Jahre alten Jungen bei 7 kg/cm^2. Signifikante Unterschiede konnten weder zwischen den beiden Altersgruppen noch zwischen Jungen und Mädchen festgestellt werden ($p > 0,01$).

Validität bei Spannungskopfschmerzen. Die Druckalgesimetrie wurde auch bei Kindern mit Spannungskopfschmerzen angewendet, um die Methode klinisch zu validieren. Hierzu wurden 30 Kinder zwischen 7 und 13 Jahren, die an Kopfschmerzen vom episodischen und chronischen Spannungstyp litten (IHS 1988), untersucht. In zehn Fällen konnte bei Kindern mit *akuten* Kopfschmerzen der Stärke 2–7/10 auf der visuellen Analogskala, die über 2–8 Stunden dauerten, eine erniedrigte Schmerzschwelle gegenüber altergemäßen Kontrollkindern festgestellt werden. Im Bereich von Musculus trapezius, brachioradialis und lumbal waren die Unterschiede signifikant (Mann u. Whitney U-Test, $p = 0,01$). Im *kopfschmerzfreien* Intervall waren Druckschmerzsensationsschwelle und -toleranzschwelle im Bereich der M. temporalis und trapezius nicht erniedrigt.

Diskussion. Die vorliegenden Untersuchungsbefunde unterstützen die Annahme, daß die Schmerzsensations- und -toleranzschwelle im Laufe des Kindesalters langsam ansteigt. Geschlechtsunterschiede können weitgehend vernachlässigt werden. Besonders wichtig erscheint die Tatsache, daß die Druckschmerzschwelle von den Untersuchungspunkten an der unteren Extremität zum hin Kopf abfällt. Erste Untersuchungergebnisse bei Kopfschmerzpatienten lassen erkennen, daß im Vergleich zu einer altersgemäßen Kontrollgruppe die Schmerzschwelle während der Kopfschmerzphase nicht nur im Bereich des Kopfes absinkt. Kinder ohne Kopfschmerzen wiesen regelhaft keine Verminderung der Druckschmerzschwelle in der perikraniellen Muskulatur auf. Verschiedene Untersucher konnten bei erwachsenen Spannungskopfschmerzpatienten im kopfschmerzfreien Intervall auch nur zum Teil ein Absinken der Druckschmerzschwelle in der perikraniellen Muskulatur nachweisen (Langemark et al. 1989; Schoenen et al. 1989; Göbel et al. 1992).

Allerdings ließ sich eine statistische Minderung der Schmerzschwelle im Bereich der Achillessehne feststellen (Schoenen et al. 1989). Dies bedeutet, daß eine allgemeine Deafferenzierung im somatischen Schmerzhemmungssystem vorliegen dürfte. Eine sorgfältige Palpation der perikraniellen Muskulatur war der Druckalgesimetrie in der klinischen Aussage vergleichbar und bei Bildung eines Summenscores sogar überlegen (Jensen 1990).

Bislang hat sich nur bei Kindern mit rheumatischen Erkrankungen und Sichelzellenanämie die Druckschmerzschwellenbestimmung am Zeigefingerendglied als reliables Maß einer Schmerzschwellenerniedrigung erwiesen (Walco et al. 1990). Weitere Untersuchungen bei Kindern sind notwendig, um die klinische Wertigkeit der Druckalgesimetrie für die Diagnostik und die Verlaufskontrolle von kindlichen Kopfschmerzen zu überprüfen.

Cold-Pressure-Test
Die bisherigen Erfahrungen mit dieser Methode wurden von der Arbeitsgruppe um Zeltzer mitgeteilt (Fanurik u. Zeltzer 1991). Der Cold-Pressure-Test wurde bei Kindern mit Wassertemperaturen von 12 und 15 °C durchgeführt, wobei die Zeit bis zum Herausziehen des eingetauchten Armes gemessen wurde. Hypnoanalgesie führte zu signifikant verlängerten Verweilzeiten in der Armwanne. Somit eignet sich das Verfahren zur Evaluierung von Schmerztoleranzschwellen und therapeutischen Interventionen vor allem im klinischen Rahmen. Untersuchungen bei Kopfschmerzen liegen bislang noch nicht vor.

Topographisches EEG-Mapping
Die klinische Differenzierung von Migräne ohne Aura (MoA) und Spannungskopfschmerzen (SpKS) ist vor allem im jungen Kindesalter noch schwieriger als bei Erwachsenen. Das Problem wird noch dadurch verschärft, wenn beide Kopfschmerztypen bei einem Kind nebeneinander auftreten.
Bei allen Bemühungen der exakten Zuordnung der Kopfschmerzsymptomatik, ist darauf hinzuweisen, daß differentialdiagnostisch eine Überlappung zwischen gewöhnlicher Migräne und Spannungskopfschmerzen bestehen könnte (Farkas u. Pothmann 1988). Außerdem leiden Migränepatienten mit Aurasymptomatik teilweise auch an Attacken ohne Aura oder an Spannungskopfschmerzen. Um die Diagnose Migräne zu objektivieren, müssen Kinder für einen Mindestzeitraum von vier bis sechs Monaten beobachtet werden.
Welche Bedeutung bei der Diagnosestellung das topographische EEG-Mapping unter anderen diagnostischen Techniken besitzt, sollte Gegenstand dieser Untersuchung sein. Vorarbeiten bei erwachsenen Patienten von Schoenen et al. (1987) auf dem Gebiet des topographischen EEG-Mapping (Duffy 1986) dienten als Modell für vergleichende Untersuchungen bei Kopfschmerzkindern. EEG-Untersuchungen bei Kindern hatten bisher keine spezifischen bzw. klinisch-diagnostisch verwertbaren Befunde geliefert (Jay 1982).

Methode und Patienten. Die Ableitung des topographischen EEG-Mapping erfolgte mit dem Gerät Brain Surveyor der Fa. Picker. Bei Kindern im Alter von 6–15 Jahren wurde die klinische Diagnose Spannungskopfschmerzen (SpKS) und Migräne in Anlehnung an den Klassifikationsvorschlag der International

Tab. 33: Liste der Patienten und Diagnosen

– Spannungskopfschmerzen	182 Patienten mit 204 Maps
– Migräne mit/ohne Aura	128 Patienten mit 178 Maps

Headache Society (1988) gestellt. Kinder mit Migräne und Kopfschmerzen vom Spannungstyp wurden während eines Anfalls und im Intervall untersucht. Spontanes Ruhe-EEG und topographisches EEG-Mapping mit 8 min Epochzeit wurden im kopfschmerzfreien Intervall und soweit möglich während einer Kopfschmerzphase mit 10 Kanälen abgeleitet. Zugrunde gelegt wurde eine Spektralanalyse auf der Basis der Amplituden in den Delta-, Theta-, Alpha- und Betabanden. Zur Auswertung kam die parietale Alphawellendifferenz, wobei ein Unterschied der Power (μV^2) von 50% als signifikant angenommen wurde.

Ergebnisse. In die Untersuchung wurden 349 Patienten und insgesamt 425 EEG-Mappingbefunde aufgenommen (Tab. 33). Kinder wiesen während eines Migräneanfalls im EEG-Mapping signifikant häufiger seitendifferente parietale Verminderungen der Alpha-Wellen-Power auf. Im freien Intervall waren die Veränderungen bis auf einzelne Befunde bei Kindern mit kompliziertem Verlauf ihrer Migräne deutlich rückläufig (Abb. 10).

Signifikant geringer war eine Alphawellenseitendifferenz bei Kindern mit Spannungskopfschmerzen sowohl im Anfall als auch im Intervall festzustellen.

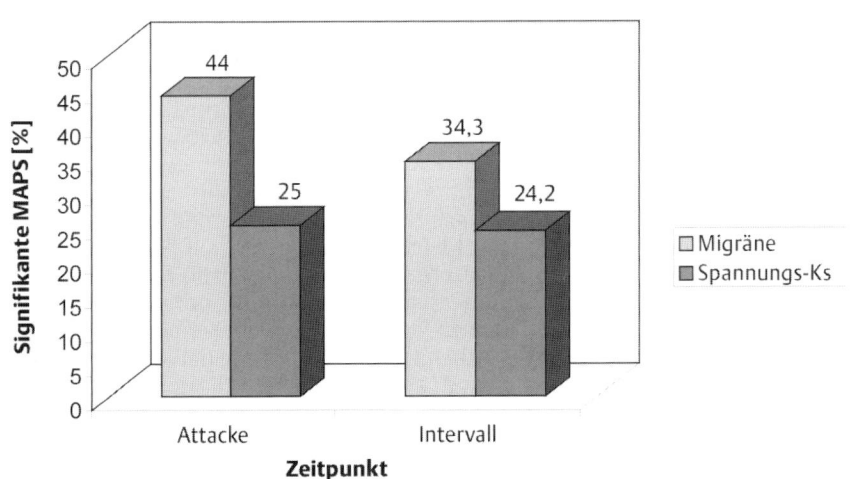

Abb. 10: Ergebnisse des Topografischen EEG-Mapping bei Kindern mit Spannungskopfschmerzen (n = 182) und Migräne (n = 128) während der Attacke und im kopfschmerzfreien Intervall.

Diskussion. Nach den vorliegenden Befunden besteht im Gruppenvergleich eine *pathophysiologische* Differenzierungsmöglichkeit der beiden wichtigsten kindlichen Kopfschmerzformen ab dem Beginn des Schulalters. Spannungskopfschmerzen einerseits sowie Migräne mit und ohne Aura andererseits ließen sich elektropathophysiologisch überwiegend gut mit Ergebnissen des topographischen EEG-Mappings bei Kindern mit Spannungskopfschmerzen (n = 182) und Migräne (n = 128) während der Attacke und im kopfschmerzfreien Intervall mit den klinischen Erscheinungsformen korrelieren. Die klinische Wertigkeit ist dadurch eingeschränkt, daß die Mappingableitung während eines Migräneanfalls durch die geringere Frequenz, den Transport zur Klinik und die hiermit verbundene Verzögerung der Kupierungsmedikation nicht regelhaft gelingt. Der Vorteil liegt bei gemischten Kopfschmerzformen gegenüber z.B. den Visuell Evozierten Potentialen (VEP) – mit einer Aussagenmöglichkeit zur Migränedisposition im kopfschmerzfreien Intervall – jedoch darin, daß jeder einzelne Kopfschmerztyp charakterisiert werden kann (Migräne oder nicht Migräne). Die regelhafte Rückbildung der parietalen Alphaminderung spricht möglicherweise für eine geringer ausgeprägte Belastung des kindlichen Gehirns durch Migräneanfälle (mit Aura) als bei Erwachsenen. Für die Unterscheidung von Migräne und Spannungskopfschmerzen sind nuklearmedizinische Durchblutungsmeßmethoden wie Single-Photon-Emissionstomographie und Positronen-Emissionstomographie in der Regel nicht gerechtfertigt (Buchsbaum et al. 1984). Die vorliegenden Befunde sollten durch differenziertere Stichproben mit mehr als zehn Ableitstellen und verschiedenen Epochzeiten noch weiter abgesichert werden.

Visuell Evozierte Potentiale (VEP)
Einleitung. Visuell evozierte Potentiale wurden in den zurückliegenden Jahren, zunehmend auch bei Kopfschmerzpatienten, speziell solchen, die unter Migräne litten, eingesetzt. Dabei fanden sich, sowohl bei Erwachsenen als auch bei Kindern beschriebene Veränderungen, die sich auf die Latenzverzögerung der P 100, aber auch auf die Amplituden N2/P2 bezogen (Brinciotti et al. 1986; Diener et al. 1988). Die klinisch-diagnostische Anwendbarkeit der Methodik ist jedoch durch die interindividuelle Streuung der Ergebnisse belastet und somit als diagnostisches Instrument für die Unterscheidung zwischen den verschiedenen Kopfschmerztypen nicht geeignet. 1990 wurden von Mortimer et al. VEP-Befunde von Kindern mit Migräne vorgelegt, die auf der Ausprägung von rascheren (> 16 Hz) Zwischenlatenzen im Bereich bis 600 msek. beruhen. Nach Angaben der Autoren unterschieden sich die durchschnittlichen Amplituden dieser Zwischenlatenzen deutlich von den Befunden gesunder Kinder und lagen durchschnittlich über 2 µV. Der hohe Grad der Korrelation (ca. 90%) mit dem damit verbundenen Anspruch einer klinisch-diagnostisch wertigen Methode macht es erforderlich, die Ergebnisse, die bisher noch nicht von anderen Untersuchern reproduziert wurden, auf ihre Wertigkeit hin zu unterziehen.

Unabhängig von der Frage der Zuordnung zur Diagnose Migräne interessiert im klinischen Kontext aber insbesondere die Frage der Unterscheidung zwischen Kopfschmerzen vom Spannungstyp und der Migräne bei Kindern. Typischerweise ist die Migräne in den ersten Jahren ihrer Entstehung im Kindesalter noch nicht so typisch wie bei Erwachsenen ausgeprägt und läßt insbesondere häufig die seitenbetonte Ausprägung der Kopfschmerzen, die Dauer und den pulsierenden Charakter vermissen (IHS-Kriterien der Kopfschmerzklassifikation von 1988). Vor diesem Hintergrund scheint es notwendig, die fehlende klinische Sicherheit bei der Kopfschmerzklassifikation durch geeignete, auch physiologische Methoden abzusichern. Andere Methoden, wie z.B. das topographische EEG-Mapping eignen sich nur begrenzt zur Bestätigung der Annahme einer Migränediagnose (s.o.), weil die Aussage an ein aktuelles Anfallsereignis gebunden ist und die typischen Veränderungen im Sinne einer parieto-okzipitalen Theta- und Alpha-Wellen-Reduktion, bestenfalls Stunden bis wenige Tage nachweisbar sind (Schoenen et al. 1987). Andere Untersuchungsverfahren wie die exterozeptive Suppression am Musculus temporalis ist bislang im Kindesalter noch nicht eingesetzt worden. Ergebnisse bei Erwachsenen bestätigen jedoch die Tatsache, daß typische Veränderungen nur bei Spannungskopfschmerzen, nicht jedoch bei der Migräne im Intervall gefunden werden können (Wallasch et al 1991).

In der hier vorliegenden Untersuchung sollte die Möglichkeit des diagnostischen Einsatzes der Visuell Evozierten Potentiale in der klinischen Migräneklassifikation geprüft werden und gegenüber einer Kontrollgruppe von Spannungskopfschmerzkindern abgegrenzt werden.

Methodik. 140 Kinder im Alter von 6–15 Jahren mit Kopfschmerzen wurden nach den Kriterien der International Headache Society (1988) klinisch klassifiziert. Bei allen Kindern wurden Visuell Evozierte Potentiale mit Blitzlichtstimulation und mindestens 50 Durchgängen bei 2 Hz-Frequenz durchgeführt. Die VEP-Auswertung erstreckte sich auf die Parameter: N2-, P2- und N3-, P3-Latenz, sowie die N2/P2- und N3/P3-Amplitude; Vorkommen, ev. Zahl der Zwischenlatenzen mit einer Frequenz von über 15 Hz und deren Amplitude.

Ergebnisse. 140 Kinder im Alter von 6–16 Jahren wurden im kopfschmerzfreien Intervall mit Hilfe der 2 Hz- Blitzlicht-VEP untersucht.
Bei Migränekindern mit Aurasymptomatik (n = 7) waren in sechs Fällen Zusatzlatenzen erkennbar (durchschnittliche Amplitude von 4,4 µV). Migränekinder ohne Aurasymptome wiesen in 12 von 25 Fällen diesen Marker auf (48%; 6 µV). Kombinationskopfschmerzen waren in 26 von 42 Fällen mit einer signifikant erhöhten Zwischenlatenz korreliert (62%; 4,6 µV). Unter 65 Kindern mit Spannungskopfschmerzen allein waren 23 (35,4%) mit schnellen Zwischenlatenzen vertreten (2,6 µV). Unter acht Kontrollkindern waren nur zwei mit diesem Merkmal (1,7 µV: n.s.). N2- und P2-Latenzen waren nicht sicher den einzelnen Diagnosen zuzuordnen. Kinder mit Migräne wiesen jedoch eine durchschnittlich niedrigere Amplitude N2/P2 auf (9,6 µV: M. o. Aura) als die Kinder mit Spannungskopfschmerzen (11,1 µV).

Diskussion. Die Ergebnisse lassen einen pathophysiologischen Trend zur Unterscheidung zwischen Migräne und Spannungskopfschmerzen erkennen und bestätigen Befunde von Brinciotti et al. (1986) bei Kindern, die bei 51,9% der Migränepatienten gegenüber 12,5% der Kontrollen abnormale Zusatzlatenzen beschrieben. Die Differenzierung der verschiedenen Kopfschmerztypen aufgrund von schnellen Zwischenlatenzen erscheint jedoch sicherer möglich als durch die alleinige Bestimmung der Hauptlatenzen und Amplituden. Im Vergleich zu Erwachsenen (Diener et al. 1988; Wallasch et al. 1991) ist die geringere diagnostische Aussagekraft möglicherweise auf die kürzere Krankheitsdauer der Kinder zurückzuführen. Die im Vergleich zu Erwachsenen niedrigeren Amplituden in der Migränegruppe lassen die Vermutung zu, daß interiktal eine relative neuronale Desaktivierung zum Ausdruck kommt.

Für den klinischen Einsatz ist die Methode allein jedoch nicht ausreichend sensitiv, da die Befunde von Mortimer et al. (1990) mit einer Inzidenz rascher Zwischenwellen von ca. 90% in den eigenen Untersuchungen nicht bestätigt werden konnten (bis zu 400 ms). Blitzlicht-VEP gewinnt in Kombination mit anderen Methoden wie topographischem EEG-Mapping und exterozeptiver Suppression möglicherweise in der Zukunft größere klinische Relevanz in der klinisch-apparativen Differenzierung der verschiedenen Kopfschmerzformen.

Erwartungspotentiale: Contingent Negative Variation (CNV)
Die Contingent Negative Variation (CNV) ist ein ereigniskorreliertes langsames Hirnpotential. Die CNV ist als Negativität definiert, die von der Kopfhaut zwischen einem Warnreiz und einem Antwortreiz nach einer vorangekündigten Reaktionszeitaufgabe (imperativer Stimulus) abgeleitet wird. Die Arbeitsgruppe von Schoenen konnte zeigen, daß die CNV als diagnostisches Instrument zur Unterscheidung von Migräne und Spannungskopfschmerzen eingesetzt werden kann (Maertens de Noordhout et al. 1985; Böcker et al. 1990). Erwachsene Migränepatienten haben danach eine erhöhte CNV-Amplitude im Vergleich zu Spannungskopfschmerzpatienten oder normalen Kontrollen. Mit Hinblick auf die diagnostische Bedeutung der Befunde und die Schwierigkeiten der Diagnostik der Migräne im Kindesalter erschien es wichtig, diese Methode auch bei Kindern einzusetzen.

Methodik. 97 Kinder im Alter von 8 bis 14 Jahren wurden einbezogen, 42 litten an Migräne (MIG) oder Kombinationskopfschmerz in Verbindung mit

Tab. 34 : Charakteristika der untersuchten Kinder

	Migräne	Spannungskopfschmerzen	Kontrollen
Alter: (Streuung 8–14)	10.13 (1.53) N = 42	10.88 (2.13) N = 34	11.00 (2.07) N = 21
Geschlecht: männlich weiblich	19 23	12 22	12 9

Kopfschmerzen vom episodischen Spannungstyp. Eine andere Gruppe von Kindern zeigte Kopfschmerzen vom Spannungstyp allein. 21 kopfschmerzfreie Kontrollkinder, die sich altersmäßig nicht unterschieden, nahmen ebenfalls an der Untersuchung teil (Tab. 34).

Die Diagnosen wurden entsprechend den Kriterien der International Headache Society (IHS) gestellt. Symptomatische Kopfschmerzen wurden durch eine neurologische Untersuchung und ein EEG ausgeschlossen. Die Patienten füllten ein Kopfschmerztagebuch aus, in dem sie die Kopfschmerzstunden, -stärke und -dauer eintrugen (Tab. 35).

Tab. 35: Kopfschmerzcharakteristika

	Migräne	Spannungskopfschmerzen
Kopfschmerztage (Streuung 0–30)	3.95 (4.76) N = 42	13,67 ** (s) (9.19) N = 34
Kopfschmerzdauer (Streuung 0–24)	5.25 (4.57) N = 42	6.07 (5.15) N = 34
Kopfschmerzstärke (Streuung 0–10)	3.77 (2.55) N = 42	4.12 (1.39) N = 34

** sign. < .01
+ log Transformation

Darüber hinaus wurden die Kinder einer psychologischen Untersuchung unterzogen. Beide Kopfschmerzgruppen unterschieden sich nicht in ihrem Depressionswert, aber hinsichtlich Examensangst und sozialer Erwünschtheit (Tab. 36).

Tab. 36a: Psychologische Fragebogenergebnisse (Depression und Angst)

		Migräne	Spannungskopfschmerz
Depression (GCDI) (Streuung: 0–54)		8.66 (6.09) N = 29	9.79 (5.97) N = 28
AN	Examensangst o (Streuung 0–15)	5,38 (4,41) N = 37	8.16 * (5.06) N = 25
GST	Manifeste Angst + (Streuung 0–15)	4.59 (3.94) N = 37	5.80 (4.67) N = 25

Tab. 36b: Psychologische Fragebogenergebnisse (Depression u. Angst)

		Migräne	Spannungskopfschmerz
A F	Schulangst +o (Streuung 0-10)	3.51 (3,01) N = 37	3.88 (3.03) N = 25
S	Soziale Erwünschtheit +o (* Streuung 0-10)	3.76 (2.76) N = 37	1.64 ** (1.82) N = 25

* sign. < .05   ** sign. < .01
\+ log transformation
o no normal distribution

GCDI: Kovacs 1982,
Deutsche Version:
Lobert 1986
AFS: Wieczerkowski 1980

Die Kinder wurden sitzend in aufrechter Position untersucht, wobei sie 20 Tonfolgen (S1-S2) von mittelstarker Intensität ausgesetzt wurden. Der zweite Tonreiz sollte so schnell wie möglich mit einem Knopfdruck beantwortet werden.

Die CNV wurde von Fz, Cz und Pz (internationales 10-20-System) abgeleitet, wobei die verbundenen Mastoide als Referenz dienten. Das Interstimulus-Intervall (ISI) betrug 4 Sekunden, das Intertrial-Intervall 10 bis 14 Sekunden. Das Elektro-Okulogramm (EOG) wurde am linken Auge registriert. 10 CNV-Antworten mit der niedrigsten EOG-Reaktion wurden ausgewählt und gemittelt. Die mittlere CNV-Antwort jedes Kindes wurde für eine halbe Sekunde vor S1 und jede halbe Sekunde während des Interstimulus-Intervalls sowie in drei Sekundenschritten nach S2 ausgewertet (Tab. 37).

Tab. 37: Untersuchungsdesign

Ableitstellen (10-20-System)	Fz, Cz, Pz
Zeitkonstante	6 sec.
Anzahl der Versuchsdurchgänge	N = 30 (Go = 20, Nogo = 10)
Intertrial-Intervall	10-14 sec.
Interstimulus-Intervall (ISI)	4 sec.
Erster Reiz (S1)	500 ms, 500 Hz
Zweiter Reiz (S2)	2000 ms, 200 Hz
EOG-Triggerschwelle	50 µV
Versuchsauswahl	N = 10 (EOG-Amplitude < 50 µV)
Prästimulus (baseline)	1 sec.
Poststimulus-Intervall (PSI) (Postimperative negative Variation, PINV)	3 sec.
Mittlere ISI-Epochzeit	0,5 sec.

Ergebnisse. Die Daten wurden mit Hilfe der Varianzanalyse (ANOVA) und gruppenstatistischen Verfahren ausgewertet. Die CNV-Ergebnisse zeigten signifikante Gruppeneffekte bezogen auf das Interstimulus-Intervall (ISI) und das Poststimulus-Intervall (PSI) (Tab. 39).

Das Interstimulus-Intervall der Kinder mit Migräne wies über allen Ableitstellen eine signifikant höhere mittlere CNV-Amplitude auf als bei Kindern mit Spannungskopfschmerzen (Tab. 38). Kinder mit reiner Migräne (−9,0 µV) und mit Kombinationskopfschmerzen (−9,53 µV) unterschieden sich nicht signifikant bezüglich ihrer mittleren CNV. Es bestand weiterhin ein hoch signifikanter Unterschied über allen Ableitstellen zwischen Kindern mit Spannungskopfschmerzen und Kontrollkindern (Tab. 38). Migränepatienten unterschieden sich signifikant von Kontrollen nur an Cz. Die frontalen und zentralen Elektroden wiesen eine signifikant größere Negativität der CNV auf als die parietalen, die für die drei Untersuchungsgruppen keine Unterschiede zeigten (Tab. 38, 39).

Bezogen auf das Poststimulus-Intervall (PSI) wurden ähnliche Ergebnisse gefunden: signifikante Gruppeneffekte zwischen Spannungskopfschmerz- und Migränekindern, ebenso wie zwischen Spannungskopfschmerz- und Kontrollkindern an allen Ableitstellen, jedoch nicht zwischen Migräne- und Kontrollkindern. Migräne- und Kontrollgruppe wiesen beide eine PINV auf.

Das EOG war in den zwei Kopfschmerzgruppen während ISI und Poststimulus-Intervall (PSI) unterschiedlich, zwischen Migräne und Kontrollen bestanden keine Unterschiede. Spannungskopfschmerzen und Kontrollen differierten signifikant während des Interstimulus-Intervalls (ISI), jedoch nicht im Poststimulus-Intervall (PSI). Eine signifikante Korrelation zum EOG bestand nur an der frontalen Elektrode Fz, nicht aber an den übrigen Ableitstellen (r = 0,359; p ≤ 0,05).

Tab. 38: Mittlere CNV-Werte (µV)

	Interstimulus-Intervall:			Poststimulus Intervall:		
	Migräne	Sp-Kopfs.	Kontrollen	Migräne	Sp-Kopfs.	Kontrollen
Fz	−8,93	0,58	−6,23	−7,75	4,52	−6,96
Cz	−8,90	0,38	−6,10	−7,85	2,07	−9,17
Pz	−6,27	3,26	−4,16	−4,21	5,26	−4,16

Tab. 39: Ergebnisse der Varianzanalyse (ANOVA: mittlere CNV und PINV)

		df	F	p
ISI: (gemittelte CNV)	Gruppe	2,94	26,36	< 0,01
	Elektrode	2,188	15,89	< 0,01
	G × E	4,188	0,14	n.s
PSI: (gemittelte PINV)	Gruppe	2,91	15,62	< 0,01
	Elektrode	2,182	5,95	< 0,01
	G × E	4,182	1,00	n.s.

Diskussion. Migräne geht im Vergleich mit Spannungskopfschmerzen wie bei Erwachsenen auch bei Kindern mit einer erhöhten CNV-Amplitude einher (Schoenen et al. 1985). Die erhöhte CNV-Amplitude könnte demnach auch bei Kindern Ausdruck einer zentralen katecholaminergen Hyperaktivität sein (Schoenen et al. 1987).

Der Unterschied der CNV-Amplitude zwischen Migränepatienten und Kontrollkindern war nicht so überzeugend wie bei den Erwachsenen. Eine statistische Signifikanz bestand nur für die Elektrodenposition Cz. Ein Grund hierfür könnte darin liegen, daß die Hälfte der Kontrollpersonen Geschwister der Migränepatienten waren, vorausgesetzt eine genetische Disposition wird angenommen (Schoenen 1992).

Ein anderes überraschendes Ergebnis im Vergleich zu den genannten Studien bei Erwachsenen ist der Unterschied zwischen der CNV-Amplitude bei Spannungskopfschmerzpatienten und Kontrollkindern. Die Spannungskopfschmerzkinder weisen möglicherweise eine sogenannte CNV-Blockade auf. Der Hintergrund hierzu könnte in Befunden liegen, die für eine Depression langsamer kortikaler Entladungen durch Schmerzen sprechen. Unsere Spannungskopfschmerzkinder wiesen eine signifikant höhere Kopfschmerzfrequenz auf als die Migränekinder. Darüber hinaus kann die CNV bei Migränepatienten während einer Attacke erniedrigt sein (Schoenen et al. 1987; Gerber et al. 1991).

Außerdem wird eine erniedrigte CNV bei psychopathologischen Zuständen, wie Angst oder Depression gefunden (Sartory 1985), wie sie auch bei unseren Kindern in Form erhöhter Werte vorlagen.

In der vorliegenden Studie hatten Migräne- sowie Kontrollkinder eine PINV, die sich für beide Gruppen nicht unterschied. Eine PINV wird ebenfalls bei psychopathologischen Zuständen oder mangelnder Selbstkontrolle beschrieben (Sartory 1985; Rockstroh et al. 1989), wie sie bei unseren Kindern vorzufinden waren. Inwieweit PINV ein kind- oder migränespezifisches Phänomen ist, muß durch weitergehende Studien geklärt werden.

Experimentelle Methoden
Die bei Erwachsenen im klinischen Bereich verwendeten experimentellen Schmerzbewertungstechniken wie die Einzelfaserneurographie, elektrische oder thermische Reizung eignen sich zum Teil schon aufgrund des invasiven Charakters oder aus ethischen Gründen weniger für den Einsatz bei Kindern. Klinische Erfahrungen liegen auf diesem Sektor nur mit *elektrischer* Hautstimulation bei Säuglingen und Kindern vor. Der grundsätzliche Vorteil dieses unphysiologischen Reizes beruht auf der geringen Varianz gegenüber mechanischen oder Kältereizen (Harris u. Rollmann 1983). Späte Latenzantworten (P300) bei Ableitung lasurevozierter Potentiale eignen sich möglicherweise am besten zur objektiven Überprüfung von analgetischen Strategien wie Pharmaka, aber auch die Transkutane Elektrische Nervenstimulation (TENS).

Die *Zahnpulpareizung* – bei Erwachsenen ein gängiges Verfahren – stößt im Kindesalter je nach Entwicklungsstufe der Zahnwurzeln auf erhebliche Probleme in der Beurteilung der Schmerzschwelle. Erst die mindestens zu drei Viertel ausgeformten Wurzeln sind in ihrer Empfindlichkeit mit der Zunge vergleichbar. Die Reflexantwort des Masseter-Muskels liegt bei nur zur Hälfte ausgewachsenen Zähnen 15–25% unterhalb der schmerzfrei wahrgenommenen Reizstärke von 100 µA (Tal u. Sharav 1984).

Die Entwicklung von experimentellen Methoden, die ethisch bei Kindern vertretbar erscheinen, steht, wie dieser Überblick zeigt, ganz am Anfang und bedarf noch erheblicher Anstrengungen.

4.6 Literatur

Anand KJS, Phil D, Hickey PR (1987) Pain and its effects in the human neonate and fetus. New Engl J Med 317: 1321–1329
Bartling G, Echelmeyer L, Engberding M, Krause R (1980) Problemanalyse im therapeutischen Prozeß. Kohlhammer, Stuttgart
Böcker KBE, Timsit-Berthier M, Schoenen J, Brunia CHM (1990) Contingent negative variation in migraine. Headache 9:604–609
Brinciotti M, Guidetti V, Matricardi M, Cortesi F (1986) Responsiveness of the visual system in childhood migraine studied by VEPs. Cepalalgia 6:183–185
Buchsbaum MS, Kessler R, King A, Johnson J, Cappelletti J (1984) Simultaneous cerebral glucography with positron emission tomography and topographic electroencephalography. In: Pfurtscheller G, Jonkman EJ, Lopes da Silva FH (eds) Brain Ischemia: Quantitative EEG and Imaging Techniques. Elsevier, Amsterdam, 287–302
Carmichael L (1951) Ontogenetic development. In: Stevens SS (ed) Handbook of experimental psychology. New York London (zit n Schmidt HD, S 94)
Craig KD (1978) Social modeling influences on pain. In: Sternbach RA (ed) The psychology of pain. Raven Press, New York, pp 73–109

Craig KD (1984) Psychological aspects of pain in children. In: Rizzi R, Visentin M (eds) Pain. Piccin/Butterworths, London

Craig KD, McMahon RH, Morrison J, Zaskow C (1982) Pain expression in infants during immunization injections. Zitiert in: Craig KD (1984) Psychological aspects of pain in children. In: Rizzi R, Visentin M (eds) Pain. Piccin/Butterworths, London, pp 263–271

Del Bene, Poggioni M (1991) Parameters of pain vulnerability directed towards child headache prevention. Int. Juvenile Headache Congress, Rome

Diener H-C, Scholz E, Dichgans J, Gerber W-D, Jäck A, Bille A, Niederberger U (1989) Central effects of drugs used in migraine prophylaxis evaluated by visual evoked potentials. Ann Neurol 25:125–130

Duffy DH (ed) (1986) Topographic Mapping of Brain Electrical Activity. Butterworth, Boston

Fanurik D, Zeltzer L (1991) The relationship between children's coping styles and psychological intervention for cold pressure test. 2. Int Sympos Pediatric Pain, Montreal

Farkas V, Pothmann R (1988) Migräne-Differentialdiagnose. In: Pothmann R (Hrsg): Chronische Schmerzen im Kindesalter. Stuttgart, Hippokrates

Fischer A (1987) Pressure algometer over normal muscles. Standard values, validity and reproducibility of pressure thereshold. Pain 30: 115–126

Fitzgerald M, Gibson S (1984) The postnatal physiological and neurochemical development of peripheral sensory C-fibers. Neuroscience 13: 933–944

Fitzgerald M, Kotzenburg M (1986) The functional development of descending inhibitory pathways in the dorsolateral funiculus of the newborn rat spinal cord. Develop Brain Res 24: 261–270

Frank LS (1986) A new method to quantitatively describe pain behavior in infants. Nurs Res 35: 28–31

Gaffney A, Dunne EA (1986) Developmental aspects of children's definitions of pain. Pain 26: 105–117

Gerber WD, Haag G (1982) Migräne. Springer, Heidelberg

Gerber WD (1986) Verhaltensmedizin der Migräne. In: Dahme B, Koch U, Pöppel E (Hrsg) Psychologie in der Medizin. Edition Medizin VCH, Weinheim

Gerber WD, Kropp P, Speckenbach U, Wallasch T, Winzer O (1991) Empirische Untersuchungen zur kontingenten negativen Variation (CNV) bei Migränepatienten im Intervall und im Anfall. 4. Kongreß Deutsche Migränegesellschaft Fulda

Göbel H, Weigle L, Kropp P, Soyka D (1992) Pain sensitivity and pain reactivity of pericranial muscles in migraine and tension-type headache. Cephalalgia 12: 142–151

Gouvain-Piquard A, Rodary C, Francois P, Rezvani A, Lemerle J (1986) L'évaluation de la douleur du jeune enfant: A propos de l'élaboration d'une échelle d'évaluation de la douleur chez l' enfant de 2 à 6 ans atteint de cancer. Schmerz-Pain-Douleur 3:129

Grunau RVE, Craig KD (1987) Pain expression in neonates: Facial action and cry. Pain 28: 395–410

Harris G, Rollmann GB (1983) The validity of experimental pain measures. Pain 17: 369–376

Hodgkins M, Albert D, Daltroy L (1985) Comparing patients' and their physicians' assessment of pain. Pain 23: 273–277

Houde RW (1982) Methods for measuring clinical pain in humans. Acta Anaesth Scand, Suppl 74: 25–29

International Headache Society (1987) Proposal of a classification of headaches. 3. Int Headache Congress, Florenz

Izard CE 1982 Measuring Emotions in Human Development. In: Measuring Emotions in Infants and Children. University Press, Cambridge

Jaeger,B, Reeves J (1986) Quantification of changes in myofascial trigger point sensitivity with the pressure algometer following passive stretch. Pain 27: 203–210

Jay GW (1982) Epilepsy, Migraine, and EEG Abnormalities in Children: A Review and Hypothesis. Headache 22: 110–114
Jeans ME (1983) The measurement of pain in children. In: Melzack R (Hrsg) Pain Measurement and Assessment. Raven Press, New York, pp 183–189
Jensen K (1990) Quantification of tenderness by palpation and use of pressure algometer. Adv Pain Res Ther 17: 165–181
Johnston CC, Strada ME (1986) Acute pain response in infants: A multidimensional description. Pain 24: 373–382
Katz J (1977) The question of circumcision. Int Surg 62: 490
Keele KD (1954) Pain sensitivity tests: The pressure algometer. Lancet 27: 636–639
Kellmer- Pringle ML, Butler NR, Davie R (1966) 11.000 seven years olds (National Child Development Study, 1958 cohort). Humanities Press, London, S 184
Lampante L (1973) Möglichkeiten und Grenzen der experimentellen Prüfung der Analgetika-Wirkung im frühen Säuglingsalter. Med Diss Univ Düsseldorf
Langemark M, Jensen K, Jensen TS, Olesen J (1989) Pressure pain theresholds and thermal nociceptive thresholds in chronic tension-type headache. Pain 38: 203–210
Lavigne JV, Schulein MJ, Hahn YS (1986) Psychological aspects of painful medical conditions in children. I. Developmental aspects and assessment. II. Personality factors, family characteristics and treatment. Pain 27:133-169
Levine JD, Gordon NC (1982) Pain in prelingual children and its evaluation by pain-induced vocalization. Pain 14: 85–93
Lynn AM, Fischer T, Brandford HG, Pendergrass TW (1986) Systemic responses to tourniquet release in children. Anesth Analg 65: 865–872
Lykaitis M (1985) Migräne im Kindesalter. P Lang, Frankfurt
Maertens de Noordhout A, Timsit-Berthier M, Schoenen J (1985) Contingent negative variation in headache. Ann Neurol 1: 78–80
Marks RM, Sachar EJ (1973) Undertreatment of Medical Inpatients with Narcotic Analgesics. Ann Intern Med 78: 173–181
Martini A, Tirone F, Mantegazza P, Panerai AE (1984) Pain thresholds, morphine and stress induced analgesia during development. In: Rizzi R, Visentin M (eds) Pain. Piccin/Butterworhs, London
Maunuksela E-L, Korpela R (1986) Double-blind evaluation of lignocaine-prilocaine cream (EMLA) for venous cannulation pain in children. Br J Anaesth 58: 1242–1245
McGrath PA, de Veber LL, Hearn MT (1984) Multidimensional pain assessment in children. Proceedings: Pain World Congress, Seattle. Raven Press, New York, S 26
McGrath PA (1987) An assessment of children's pain: a review of behavioral, physiological and direct scaling techniques. Pain 31:147–176
McGrath PJ, Johnson G, Goodmann JT, Schillinger J (1984) The development and validation of a behavioral pain scale for children: The children' s hospital of eastern Ontario pain scale (CHEOPS). Proceedings: Pain World Congress, Seattle. Raven Press, New York, S 24
McGrath PJ, Unruh AM (1987) Pain in Children and Adolescents. Pain Research and Clinical Management Vol 1. Elsevier Amsterdam New York Oxford
Melzack R (1975) The McGill pain questionnaire: Major properties and scoring methods. Pain 1: 277–299
Merskey H (1970) On the development of pain. Headache 10:116-123
Merskey H, Spear FG (1964) The reliability of the pressure algometer. Brit J Soc Clin Psychol 3: 130–136
Miller FJW, Court SDM, Knox EG, Brandon S (1974) The school years in New Castle-upon-Tyne. University Press, London
Moos RH, Moos BS (1981) Family Environment Scale Manual. Consulting Psychologists Press, Palo Alto
Mortimer MJ, Good PA, Marsters JB, Addy DP (1990) Visual evoked responses in children with migraine: a diagnostic test. Lancet 335: 75–77

Oerter R, Montada L (1982) Entwicklungspsychologie. Urban & Schwarzenberg, München Wien Baltimore
Owens ME (1984) Pain in infancy: Conceptual and methodological issues. Pain 20: 213–230
Owens ME, Todt EH (1984) Pain in Infancy: Neonatal Reaction to a Heel Lance. Pain 20: 77–86
Payne B, Norfleet MA (1986) Chronic pain and the family: a review. Pain 26: 1–22
Peiper A (1924) Die Sinnestätigkeit des Kindes vor seiner Geburt. Monatsschr Kinderheilkd 29
Peiper A (1926) Untersuchungen über die Reaktionszeit im Säuglingsalter. II. Reaktionszeit auf Schmerzreiz. Monatsschr Kinderheilkd 32: 42–53
Peiper A (1955) Die Eigenart der kindlichen Hirntätigkeit. Leipzig, Thieme (zitiert nach Schmidt HD, S. 94)
Petersen KL, Brennum J, Olesen J (1992) Evaluation of pericranial myofascial nociception by pressure algometry. Reproducibility and factors of variation. Cephalalgia 12: 33–37
Piaget J (1969) Das Erwachen der Intelligenz beim Kinde. Klett, Stuttgart
Piaget J, Inhelder B (1972) Die Psychologie des Kindes. Walter, Olten Freiburg
Pothmann R, Goepel R (1984) Comparison of the visual analog scale (VAS) and a smiley analog scale (SAS) for the evaluation of pain in children. Proceedings: Pain World Congress, Seattle. Raven Press, New York, S 25
Pothmann R, Karch D, Volmar J, Ehrhardt KJ (1985) Zur Wertigkeit quantitativer neurologischer Untersuchungsmethoden bei hyperkinetischen Kindern. Kinderarzt 16: 341–344
Pothmann R, Göbel U (1986) Schmerzdiagnostik und -therapie in der Kinderonkologie. Klin Pädiat 198 : 479–483
Pothmann R (1988) Klinische Schmerzmessung. In: Pothmann R (Hrsg) Chronische Schmerzen im Kindesalter. Hippokrates, Stuttgart, 31–43
Pothmann R (1993) Pressure algesimetry in children: Normal values and clinical evaluation in headaches. In: Olesen J, Schoenen J (eds) Tension-type headache. Raven Press, New York
Pothmann R (1990) Comparison of the Visual Analog Scale (VAS) and a Smiley Analog Scale (SAS) for the Evaluation of Pain in Children. In: Tyler D, Krane EJ (eds) Advances in Pain Research and Therapy, Vol 15. Raven Press, New York
Pothmann R (1991) Schmerzmessung. Int Sympos Schmerz bei Kindern. Oberhausen
Pothmann R, Plump U, Maibach G, Frankenberg v S, Besken E, Kröner-Herwig B (1991) Migränetagebuch für Kinder. Arcis, München
Poznanski EO (1976) Children's reaction to pain a psychiatrist's perspective. Clin Pediat 15: 1114–1119
Pulaski MA (1971) Understanding Piaget – An introduction to children's cognitive development. Harper & Row, New York
Reeves JL, Jaeger B, Graff-Radford SB (1986) Reliability of the pressure algometer as a measure of myofascial trigger point sensitivity. Pain 24: 313–321
Rockstroh B, Elbert T, Canavan A, Lutzenberger W, Birbaumer N (1989) Slow cortical potentials and behaviour. Urban & Schwarzenberg, Baltimore, 177–199
Ross DM, Ross SA (1984) The Importance of Type of Question, Psychological Climate and Subject Set in Interviewing Children about Pain. Pain 19: 71–79
Ross DM, Ross SA (1984) Childhood Pain: the School-Aged Child's Viewpoint. Pain 20, 179–191
Ross DM, Ross SA (1988) Childhood Pain. Current Issues, Research, and Management. Urban & Schwarzenberg, Baltimore München
Sanders SH (1979) A trimodal behavioral conceptualization of clinical pain. Percep Mot Skills 48: 551–555
Sartory G (1985) The contingent negative variation in psychiatric states. In: Papako-

stopoulos D, Butler S, Martin I (eds) Clinical and Experimental Neuropsychophysiology. Croom Held London, 286–311

Schlechter NL, Allen DA, Hansen K (1986) Status of pediatric pain control: Comparison of hospital analgesic usage in children and adults. Pediatrics 77: 11–15

Schmidt HD (1973) Aufbau der Sinnesleistungen in den frühen Lebensphasen. In: Allgemeine Entwicklungspsychologie. VEB Deutscher Verlag der Wissenschaften, Berlin, S 94–95

Schoenen J (1987) Sympathetic hyperarousal in migraine. Evaluation by contingent negative variation and psychomotor testing. In: Clifford Rose F ed Advances in headache research. Libbey & Co, London, 155-160

Schoenen J (1992) Pathophysiological theories in migraine and other types of headache. Int Congress Psychophysiology, Eger

Schoenen J, Timsit-Berthier M, Timsit M (1985) Correlations between Contingent negative variation and plasma levels of catecholamines in headache patients. Cephalalgia 5 (suppl 1): 480

Schoenen J, Maertens de Noordhout A, Delwaide PJ (1985) Plasma catecholamines in headache patients: Clinical correlations. Headache 5 (suppl 1): 28

Schoenen J, Jamart B, Delwaide PJ (1987) Topographic EEG Mapping in Common Migraine During and Between Attacks. In: F.C. Rose (ed.) Current Problems in Neurology 4: Advances in Headache Research. J Libbey London

Schoenen J, Hardy F, Gerard P (1989) Pericranial as well as Achilles tendon pressure-pain thresholds are decreased in tension-type headache. Cephalalgia 9, Suppl 10: 129–130

Schulte D (1985) Diagnostik in der Verhaltenstherapie. Urban & Schwarzenberg, München

Scott R (1978) "It Hurt's Red". A preliminary study of children's perception of pain. Percept Mot Skills 47: 787–791

Soyka D (1984) Kopfschmerz. Weinheim, Edition Medizin, 35–137

Struppler A, Geßler M (1981) Schmerzforschung Schmerzmessung Brustschmerz. Springer, Heidelberg Berlin New York

Tal M, Sharav Y (1984) Sensations and reflex activity evoked by electrical stimulation of developing teeth in children. Proceedings: Pain World Congress, Seattle. Raven Press, New York, p 28

Thompson KL, Varni JW (1986) A developmental cognitive-biobehavioral approach to pediatric pain assessment. Pain 25: 283–296

Touwen BCL, Prechtl HFR (1979) The Neurological Examination of the Child with Minor Neurological Dysfunction. Clin Develop Med 38. Heinemann, London

Walco G, Dampier C, Hartstein G, Djordjevic D, Miller L (1990) In: Tyler D, Krane E (eds) Advances in Pain Research and Therapy, Vol 15. New York, Raven Press, 333–340

Wallasch T-M, Reinecke M, Langohr H-D (1991) EMG analysis of the late exteroceptive suppression period of temporal muscle activity in episodic and chronic tension-type headache. Cephalalgia 11:109–112

Wallenstein SL (1984) Scaling clinical pain and pain relief. In: Bromm B (ed) Pain Measurement in Man. Neurophysiological Correlates of Pain. Elsevier, Amsterdam New York Oxford

Wenner A, Janssen F, von Harnack GA (1972) Bestimmung der Analgetikawirkung im Kindesalter mit Hilfe der Schmerzschwellen-Messung. Int J Clin Pharmacol 6: 178–183

Zimmermann M, P. Drings, G. Wagner (1984) Recent Results in Cancer Research 89 – Pain in the Cancer Patient. Springer Heidelberg

5 Therapie

5.1 Migräne-Therapie

5.1.1 Einleitung

Die Behandlung der Migräne wird im deutschsprachigen Raum uneinheitlich gehandhabt. Die Empfehlungen richten sich weniger nach systematischen und wissenschaftlich begründeten, als vielmehr nach pragmatischen Gesichtspunkten. Zum Teil wird auch in modifizierter Form auf eine entsprechende Vorgehensweise bei Erwachsenen zurückgegriffen. Im wesentlichen kommt es aber darauf an, wichtige Grundsätze soweit aufzustellen, abzusichern und zu vereinheitlichen, daß auch der nicht auf Kopfschmerztherapie spezialisierte (Kinder)Arzt einen verantwortlichen Behandlungs- und Prophylaxezugang findet.

5.1.2 Allgemeine Maßnahmen

Reizabschirmung. Nach Abklärung aller differentialdiagnostischen Möglichkeiten stellt sich zunächst die Frage der Therapiewürdigkeit. Für einen Großteil der Kinder gilt vor allem zu Beginn der Migräne oder leichten Verlaufsformen ein abwartendes Verhalten als angemessen. In diesen Zeitraum gehören auch einfache reizabschirmende Maßnahmen wie das häufig schon spontane Hinlegen in einem abgedunkelten und akustisch gedämpften Raum. Dieser Gesichtspunkt erscheint als so typisch, daß er als pathognomonisch für das Vorliegen einer Migräne gelten kann. Unterstützend wirkt sich oft auch ein kalter Waschlappen auf der Stirn aus. Häufig fallen die Kinder bald in den Schlaf, aus dem sie in aller Regel schmerzfrei erwachen. Einem solchen Verlauf ist therapeutisch nichts hinzuzufügen, wenn nicht Dauer, Zeitpunkt des Auftretens oder Begleitsymptomatik z.B. ein medikamentöses Eingreifen als ratsam erscheinen lassen. Gleiches gilt natürlich auch für diejenigen Kinder, die nur an seltenen Anfällen (weniger als 2/Monat) leiden.

Auslösesituationen. Zusätzlich sollten anamnestische Hinweise auf Auslöser einer Migräne dahingehend genutzt werden, Eltern und Kinder zu sensibilisieren, diese soweit möglich zu vermeiden. Dieses Vorgehen liegt für übermäßiges Verhalten wie Fernsehen und Computerspielen, sportliche Betätigung aber auch Bewegungsmangel und einseitige Ernährung oder zu langen Schlaf nahe. Kinder mit niedrigem Blutdruck und orthostatischer Dysregulation profitieren von roborierenden Maßnahmen, wie Wechselduschen und Bürstenmassagen oder isometrischen Muskelübungen und Schwimmen mit Ausdauercharakter. Schulische Überforderung bedarf meistens einer näheren psychodiagnostischen Abklärung, aber gelegentlich sind ehrgeizige Arbeitshaltung, ein verspannter Arbeitsstil bzw. eine ängstliche Erwartungshaltung oder zeitliche Überforderung bei den Schulaufgaben Ansätze für eine gesprächsweise kognitive Umstrukturierung.

Stellenwert der Diagnostik. Allein der Nutzen einer (ambulanten) neurologischen Untersuchung mit EEG-Ableitung ist unter therapeutischen Gesichtspunkten nicht zu unterschätzen. Der pathologische Ausfall eines EEGs ist in der Vorstellung vieler Eltern mit dem Vorliegen eines Tumors sehr eng verbunden, daß selbst verbale Aussagen nicht über eine nonverbale Unsicherheit des interpretierenden Arztes hinwegtäuschen können. Eine klare diagnostische Weichenstellung ist hier erforderlich: Entweder sind die Kinder „gesundzuschreiben" oder eine gezielte diagnostische Abklärung zur Beendigung der Unsicherheit in der Migränediagnose ist einzuleiten.

Kopfschmerzkalender. Ein weiterer Gesichtspunkt ist die Erfassung der therapeutischen Voraussetzungen mit Hilfe eines Kopfschmerzkalenders. Kind und Eltern sollten hierin die wichtigsten Parameter wie Anfallsdauer, Schmerzstärke, Begleitsymptome und evtl. Medikation über 4 – 6 Wochen dokumentieren (s. Kap. 4.5.1). Schon dieses Vorgehen (baseline) kann selbst bei länger bestehenden und häufigen Migräneanfällen in ca. 10% zu vollständiger Schmerzfreiheit führen. Die Variabilität der kindlichen Migräne erfordert deshalb, anders als bei z.T. jahrzehntelang bestehenden Kopfschmerzen Erwachsener, mit Hilfe der Kopfschmerzdokumentation ein tendenziell abwartendes Vorgehen. Diese Einstellung wird gestützt durch die Verantwortung des Pädiaters, einer mißbräuchlichen Analgetikaanwendung während des oft langjährigen Krankheitsverlaufes vorzubeugen.

5.1.3 Akutbehandlung

Paracetamol, Azetylsalizylsäure. Die medikamentöse Anfallskupierung ist bei Versagen der Allgemeinmaßnahmen als Therapie der Wahl anzusehen. Als oberstes Prinzip gilt der Einsatz von Monosubstanzen, um auf Dauer mischanalgetikainduzierte Kopfschmerzen oder eine Nephropathie zu vermeiden. In erster Linie sind sogenannte periphere Analgetika wie Paracetamol, Azetylsalizylsäure und Ibuprofen zu bevorzugen. Die rektale Applikationsform ist bei frühzeitigem Erbrechen notwendig. Für eine optimale Wirkung ist vor allem eine ausreichend hohe und frühe Anwendung erforderlich, d.h. sofort nach Beginn der Kopfschmerzen im Kindergartenalter 200–250 mg, ab Schulalter 400–500 mg einer der beiden Substanzen, bei nicht ausreichendem oder fehlendem Ansprechen als wiederholte Gabe nach einer halben bis einen Stunde.

Mutterkornalkaloide. Bleibt der Erfolg aus, kommen in nächster Hinsicht Mutterkornalkaloide in Betracht. Dihydroergotamin wird allerdings nur bei einem langsamen Beginn der Migränesymptomatik in Frage kommen. In der Regel wird Ergotamintartrat verwendet, das frühzeitig eingesetzt sogar in der oralen Applikationsform in der Lage ist, Erbrechen zu verhüten. Andernfalls muß auf die rektale Anwendung zurückgegriffen werden.

Die grundsätzlichen Vorteile der Ergotaminzubereitungen in der Akutbehandlung der Migräne liegen vor allem in der unterstellten spezifischen Gefäßwirkung, die bei Unsicherheit in der Diagnose im Einzelfall helfen kann. Andererseits muß aber die Applikation schon zu Beginn des Anfalls erfolgen, um ein ausreichendes Ansprechen sicherzustellen.

Nebenwirkungen. Schon früh müssen die Patienten darauf hingewiesen werden, daß die Dosis bei fehlendem Ansprechen nur einmal nach einer Stunde wiederholt und maximal zweimal pro Woche erfolgen darf. Ansonsten besteht die Gefahr, daß sich ein ergotamininduzierter Kopfschmerz entwickelt, der zu einer weiteren Dosiserhöhung führt. Schon eine Dosis von 2 mg ist unter Umständen in der Lage, eine Raynaud-Symptomatik hervorzurufen und damit eine klassische Migräne (accompagnée) vorzutäuschen. Grundsätzliche pharmakologische Überlegungen und praktische Erfahrungen legen nahe, daß diese potentiellen Nebenwirkungen auch für Dihydroergotamin gelten, der Unterschied im wesentlichen von der (kumulativen, 15–30fachen) Dosis abhängt (Ziegler 1982, Gerber und Langohr 1986).

Antiemetika. Bei frühzeitigem Einsatz von Analgetika oder Secalealkaloiden läßt sich das Erbrechen teiweise schon vermeiden. Gelingt dies nicht, kann auf bewährte Antiemetika wie Metoclopramid (Paspertin®) oder – mit geringerem Risiko extrapyramidaler Bewegungsstörungen – Domperidon (Motilium®), in oraler Form frühzeitig eingenommen, zurückgegriffen werden. In Kombination mit Ergotamin ist eine verbesserte Resorption des Mutterkornalkaloids gewährleistet. Bleibt keine Zeit, frühzeitiges Erbrechen oral anzugehen, bietet sich der rektale Zugang an: Vomex® – oder mit länger anhaltender Wirkung Peremesin® – Suppositorien.

Triptane. Bei Erwachsenen liegen international inzwischen ausreichende Ergebnisse der Effizienz des 5-HT$_1$-Agonisten Sumatriptan in der Akutbehandlung der Migräne vor. Seine Wirksamkeit kann mit 50–80% innerhalb von 2–4 h nach Einnahme beziffert werden (Mellor 1991), Rezidive sind allerdings wegen der relativ kurzen Halbwertzeit innerhalb von 24–48 h möglich. Vorläufig sollten Triptane für solche Kinder über 12 Jahre reserviert werden, die auf die bisherige Therapie nur unzureichend angesprochen haben. Das Imigran-Nasenspray scheint dabei die überzeugendste Wirkung zu haben. Neuere Triptane wie Rizatriptan (Maxalt) realisieren sowohl raschen Wirkungseintritt bereits nach 1–2 Stunden sowie geringe Nebenwirkungen. Auch scheint die Wirkung von Ascotop weniger durch Erbrechen gemindert zu werden.

Parenterale Therapie. Bei besonders schwerwiegenden Migräneanfällen mit Basilaris-Symptomatik oder komplizierter Verlaufsform kann eine parenterale Therapie notwendig werden. Hierzu eignet sich auch bei schon fortgeschrittenem Verlauf eine Mischung aus ½–1 Ampulle Aspisol (0,5 g) und Dihydergot (0,5 –1 mg), die langsam im Liegen injiziert wird. Das Kind sollte in jedem Fall bis zum vollständigen Abklingen der Migränesymptomatik, am besten stationär überwacht werden. Alternativ kommt bei fehlendem Ansprechen und schweren Fällen ausnahmsweise ½ – 1 Ampulle Metamizol® (200 mg) iv. in Betracht und, falls wirkungslos, Diazepam 5–10 mg.

Tab. 40: Medikamentöse Akuttherapie der kindlichen Migräne

Freiname	Präparat	Dosis	Bemerkung
Paracetamol	Benuron Tabl.	250 – 500 mg Saft 5–10 ml (200–400 mg)	Frühzeitige Gabe bei Beginn des Anfalls, Wiederholung nach 1 h möglich; bei fehlendem Ansprechen Verdoppelung der niedrigen Dosis
		Supp. 250 – 500 mg	bei primärem Erbrechen
Azetylsalizylsäure	Aspirin 100 Aspirin Tabl. Aspirin direct Aspirin plus C - Brause Tabl.	Tabl. 100 mg 500 mg 500 mg 400 mg	bessere Resorption, Wirksamkeit, Verträglichkeit
	Ibuprofen	200/400 mg	vergleichbar wirksam wie ASS
Ergotamintartrat	Cafergot Dg. (mit Coffein)	1 mg	bei fehlendem Ansprechen auf periphere Analgetika
	Ergosanol Supp.	1,5 mg	ohne Coffein
	Celetil Supp.	2 mg	Vorteil: keine Hypnotikabeimischung
Triptane	Imigran nasal	10 mg	cave: leichtes Brennen der Schleimhaut ab 12 J. (zugelassen ab 18 J.)
	Maxalt lingua Ascotop	10 mg 2,5 mg	(zugelassen ab 18 J.) bei Bedarf ab 12 J.
Parenterale Therapie			
Azetylsalizylsäure	Aspisol	200–400 mg i.v.;	ev. in Kombination mit:
Dihydroergotamin	Dihydergot	0,5–1 mg	im Liegen langsam i.v.
Metamizol	Novalgin	100–200 mg	Reservemedikation bei therapieresistenter komplizierter Migräne
Diazepam	Valium	5–10 mg	bei fehlender Analgesie

5.1.4 Medikamentöse Prophylaxe

Die Indikation zu einer medikamentösen Prophylaxe muß unter Abwägung der Anfallsfrequenz von mehr als 2/Monat, des besonderen Leidensdrucks z.B. durch häufiges Schulversäumnis und lange Anfallsdauer, sowie potentielle Nebenwirkungen gestellt werden. Diese Kriterien sollten durch einen geeigneten Migränekalender (s. Kapitel Diagnostik) hinreichend belegt sein. Unter praktischen Gesichtspunkten kommen nur solche Substanzen in Frage, die peroral über einen längeren Zeitraum von durchschnittlich einem viertel bis halben Jahr eingenommen werden können.

Dihydroergotamin

Dihydroergotamin (DHE) gehört zu den ältesten und zugleich gängigsten Migräneprophylaktika in der kinderärztlichen Praxis. Um so erstaunlicher ist die Tatsache, daß bisher noch keine kontrollierte Untersuchung über die Wirksamkeit vorliegt. Analog zu Untersuchungen an über 600 Erwachsenen (Wörz 1986) kann von einer über 60%igen Effektivität ausgegangen werden.

Die Wirkungsweise von DHE kann im Sinn einer sympathischen Alpha-Rezeptorenblockade verstanden werden. Daraus resultiert eine überwiegend vasodilatatorische Wirkung. Daneben besteht schon in geringer Dosis ein vasokonstriktorischer Effekt, der wahrscheinlich über Serotoninrezeptoren vermittelt wird, und sich vorwiegend am venösen Schenkel abspielt. Diese Wirkung ist z.B. nach i.v. Applikation von 0,5–1 mg festzustellen und setzt typischerweise erst langsam ein (Ziegler 1982).

Dosierung. Die Dosierung liegt bei Kindern ab 6 Jahren bei zweimal 1,5 mg (15 Tropfen) und kann bei unbefriedigendem Ansprechen nach einem Monat auf dreimalige Gabe erhöht werden. Ab einem Körpergewicht von 40 kg beginnt die Dosis mit zweimal 2 mg (20 Tropfen). Die Prophylaxe sollte bei unkompliziertem Verlauf und promptem Ansprechen 3 Monate betragen, im ungünstigen Fall 6 Monate nicht überschreiten.

Eigene Untersuchungen
In einer Doppelblindstudie mit DHE-Tropfen sollte der bislang bei Kindern nicht nachgewiesene Nutzen dieser weitverbreiteten Zubereitungsform überprüft werden. Hierzu wurden 36 Kinder mit der Hauptdiagnose Migräne zwischen 1986 und 1987 rekrutiert. Das Alter der Patienten lag zwischen 6 und 12 Jahren. Nach einer Kopfschmerzdokumentation über 4 Wochen wurden die Kinder 3 Monate lang mit Dihydroergotamin-Tropfen in einer Dosis von mg/Tag, verteilt auf zwei Dosen, bzw. mit der entsprechenden Plazebotropfenmenge (60%iger Äthylalkohol) behandelt. Die Kontrolluntersuchungen erfolgten in monatlichen Abständen. Wurde der klinische Erfolg nach einem Monat nicht als ausreichend eingeschätzt, konnte die Dosis um ein Drittel in Form einer zusätzlichen Mittagsdosis gesteigert werden. Vier Wochen nach Beendigung der Therapie wurden die Kinder einer abschließenden Untersuchung unterzogen (Follow-up).

Ergebnisse. Die beiden Therapiegruppen unterschieden sich hinsichtlich der ausschlaggebenden Parameter Anfallsdauer, Frequenz und Intensität nicht signifikant voneinander (Abb. 11–13). Somit konnte der Nachweis für den Vorteil einer DHE-Zubereitung gegenüber Plazebotropfen nicht erbracht werden. Die Verträglichkeit war sehr gut. Potentielle Nebenwirkungen in Form von zunehmenden nichtmigränösen Kopfschmerzen müssen jedoch gegen Ende eines dreimonatigen Prophylaxezeitraumes bedacht werden, falls sich entsprechende Erfahrungen bei Erwachsenen mit gemischten Kopfschmerzen bestätigen sollten. Vorsorglich sollte deshalb Dihydroergotamin auf eindeutige Mi-

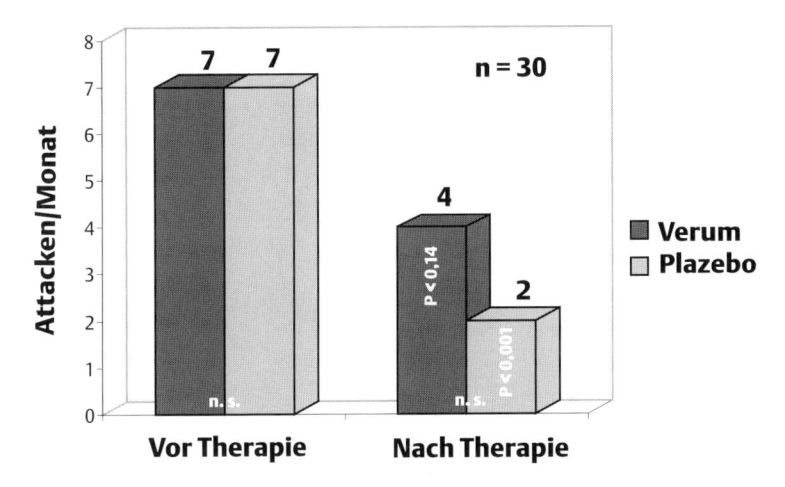

Abb. 11: Einfluß der Prophylaxe mit Dihydroergotamintropfen auf die Migränefrequenz

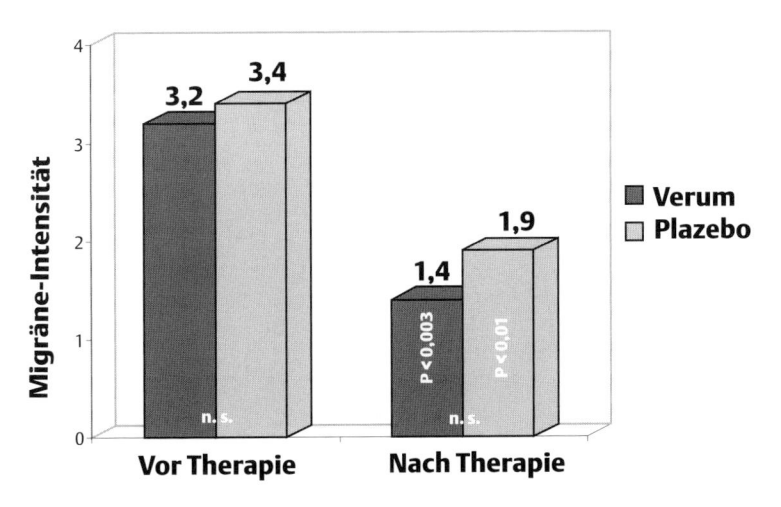

Abb. 12: Einfluß der Prophylaxe mit Dihydroergotamintropfen auf die Migränekopfschmerzintensität

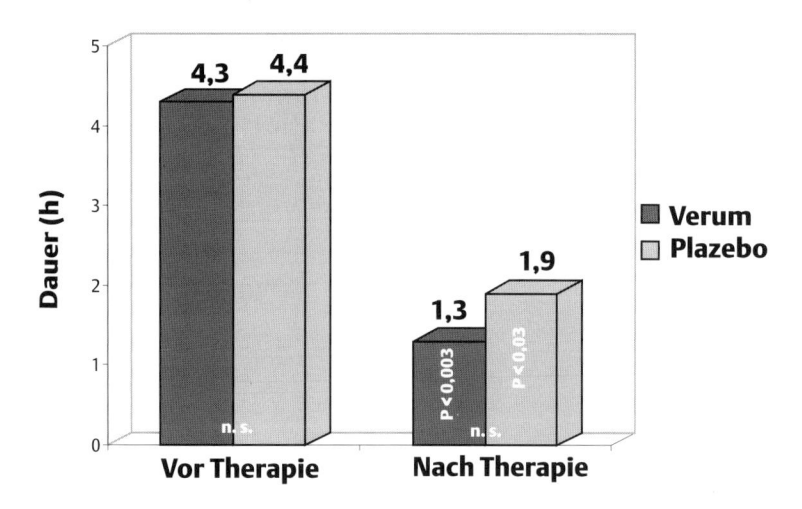

Abb. 13: Einfluß der Prophylaxe mit Dihydroergotamintropfen auf die Migräneanfallsdauer

gräneformen beschränkt bleiben (Gerber u. Langohr 1986). Eine grundsätzlichere Schlußfolgerung ist jedoch aus den Ergebnissen nicht abzuleiten. Hierzu müßte die Frage der Dosis und der Zubereitungsform erneut überdacht werden. Möglicherweise ist eine höhere Konzentration oder retardierte Galenik in Tablettenform analog zu Ergebnissen bei Erwachsenen in der Lage, zu besseren Ergebnissen beizutragen (Wörz 1986). Andererseits konnten Gerber et al. 1986 auch für DHE-Tabletten in einer Doppelblindstudie nur einen vergleichsweise niedrigen Therapieeffekt nachweisen.

Kalziumeintrittsblocker

Kalziumeintrittsblocker mit hirnspezifischen Eigenschaften sind seit Beginn der 80er Jahre in die Prophylaxe der Migräne eingeführt (Wörz u. Drillisch; Diamond u. Schenbaum 1983). Ausgehend von einer möglicherweise der Migräne vorangehenden Minderdurchblutung (Amery 1984), die aber auf der Grundlage einer sich okzipito-frontal ausbreitenden Vasodilatation allenfalls für die seltenere klassische Migräne nachgewiesen werden konnte (Lauritzen 1984), ließe sich die experimentell belegte Schutzfunktion nutzen. Möglicherweise spielt aber auch die zusätzliche serotoninantagonistische Wirkung eine wesentliche Rolle.

Flunarizin. Als wichtigste Substanz darf nach bisheriger Kenntnis Flunarizin (Sibelium®) gelten (Peroutka 1984). Im Gegensatz zu anderen Kalziumantagonisten wird Flunarizin nur im Sinne eines Kalzium-Overload-Antagonisten aktiv. Darüber hinaus sind bisher keine kardiovaskulären (Neben-)Wirkungen

bekannt geworden. Vertreter dieser Gruppe wie Verapamil oder Nimodipin haben entweder keinen oder einen deutlich geringeren kontrolliert nachweisbaren klinischen Effekt (Olesen 1986).
Im Vergleich zur Vergleichssubstanz Pizotifen weist Flunarizin in kontrollierten Studien keinen signifikanten Unterschied auf, Nebenwirkungen wie Müdigkeit und Gewichtszunahme treten jedoch wesentlich geringer in Erscheinung (Olesen 1986).

Dosierung. Die Dosierung sollte wie folgt eingehalten werden: Kinder mit einem Körpergewicht von 20–39 kg erhalten 1 Kapsel zu 5 mg, ab 40 kg 2 Kapseln in einer Gabe abends am besten mit der Mahlzeit. Je nach Schnelligkeit des klinischen Ansprechens kann der Prophylaxezeitraum von 3 bis auf 6 Monate ausgedehnt werden.

Nebenwirkungen. Eine seltene Nebenwirkung wie leichte Müdigkeit läßt sich durch späte abendliche Gabe vermeiden. Auf vereinzelte Gewichtszunahme sollte bei entsprechender Disposition geachtet werden. Gastrointestinale Nebenwirkungen spielen im Gegensatz zu selbst niedrig dosierter Azetylsalizylsäure keine Rolle. Auf die vereinzelte Zunahme nichtmigräneartiger Kopfschmerzen sollte geachtet werden. Die Indikation zur Einnahme von Flunarizin darf deshalb erst nach Ausschluß überwiegender Spannungskopfschmerzen gestellt werden.

Eigene Untersuchungen

Unter Berücksichtigung von Effizienz und Nebenwirkungen einer Migräne-Prophylaxe wurde analog zu positiven Erfahrungen bei Erwachsenen (Diamond u. Schenbaum 1983; Wörz u. Drillisch 1983) der relativ gehirngefäßspezifische Kalziumeintrittsblocker Flunarizin (Sibelium®) in die Migräne-Prophylaxe bei Kindern einbezogen (Peroutka et al. 1984). Als Referenzsubstanz diente das bereits in niedriger Dosis bekannte Prophylaxe-Prinzip der Thromboxan-A-Hemmung von Azetylsalizylsäure (Ziegler 1982). Bisher ist die prophylaktische Wirkung von niedrig dosierter Azetylsalizylsäure (ASS) bei der Migräne des Erwachsenen weniger erfolgreich gewesen (Grotemeyer et al. 1984).
In einer vorausgegangenen randomisierten offenen Pilot-Untersuchung von 15 Migränekindern hatte der Vergleich von 2–3 mg/kg KG und Tag Aspirin® + C und Sibelium® 1–2 Kapseln in einer Abenddosis keinen wesentlichen Unterschied gezeigt. Ca. zwei Drittel der Patienten sprachen auf beide Substanzen mit einer Anfallsreduktion von mindestens 50% gut an. Das ermutigende Ergebnis sollte in einer prospektiven doppelblinden Studie näher untersucht werden, um die zwei unterschiedlichen Konzepte der kindlichen Migräne-Prophylaxe in ihrer Effektivität besser verifizieren zu können.

Methode und Patienten

30 Kinder im Alter von 7–17 Jahren, die mindestens 2 Migräne-Anfälle pro Monat seit über 1 Jahr durchmachten, wurden in die Studie einbezogen. Die Gruppenzuordnung erfolgte zufällig und doppelblind. In beiden Gruppen waren die Parameter: Alter (ASS/FLU: 11,4/11,7 Jahre), Größe (146,3/149,4 cm), Gewicht (40,4/42,4 kg) nicht signifikant unterschiedlich. Auch die Geschlechts-

verteilung war in beiden Gruppen ausgeglichen; das Verhältnis von männlich zu weiblich betrug in der ASS-Gruppe 7:8, in der FLU-Gruppe 8:6. Die Diagnosen Migräne ohne bzw. mit Aura verteilten sich ebenfalls ohne Unterschied (ASS 9:6, FLU 8:6). Eine familiäre Belastung fand sich insgesamt bei 60% der kindlichen Patienten (ASS 8; FLU 10 Kinder) (Tab. 41).

Tab. 41: Charakterisierung der Behandlungsgruppen

	ASS-Gruppe	FLU-Gruppe	Entscheidungskriterium (T-Test, p < 0,05)
Alter (Jahre)	11,4	11,7	n.s.
Größe (cm)	146,3	149,4	n.s.
Gewicht (kg)	40,4	42,4	n.s.
Geschlechtsverteilung			
Mädchen	8	6	n.s.
Jungen	7	8	n.s.
Diagnosen			
Unkomplizierte Migräne	9	8	n.s.
Klassische Migräne	6	6	n.s.
Familiäre Migräne	8	10	n.s.
Anfallsfrequenz/Mon.	7,3	8,0	n.s.
Anfallsdauer (h)	2,6	3,2	n.s.
Migränedauer (Jahre)	3,0	4,3	n.s.

Beim ersten Kontakt wurden mit Hilfe von *neurologischer* Untersuchung einschließlich EEG, Visuell Evozierten Potentialen (Schachbrett-Stimulation) sowie gezielter Augen- und HNO-ärztlicher Untersuchung und vereinzelt mit Computertomographie bzw. Kernspintomographie des Schädels *symptomatische* Kopfschmerzen ausgeschlossen. Die Anamneseerhebung erfolgte in vorstrukturierter Form. Ebenso wurden alle weiteren Daten zur Kopfschmerzintensität, Dauer, Frequenz und Begleitsymptome quantifiziert erfaßt. In einer Vorlaufphase von 4 Wochen registrierten die Patienten, z.T. mit Hilfe ihrer Eltern, insbesondere Häufigkeit und Dauer der Migräneanfälle in einem Migränekalender. Zu Beginn des sich anschließenden Prophylaxezeitraumes lag die Häufigkeit der Anfälle in der ASS-Gruppe bei 7,3/Monat, die Dauer betrug 2,6 Stunden. In der FLU-Gruppe betrug die Frequenz 8,0/Monat. Die Dauer 3,2 Stunden (T-Test: n.s.). Alle Kinder litten bereits seit mehreren Jahren (ASS 3,0; FLU 4,3; T-Test: n.s.) an Migräne.

Die *Dosierung* beider Medikamente erfolgte körpergewichtsbezogen, wobei 1 Kapsel entsprechend 100 mg Azetylsalizylsäure oder 5 mg Sibelium® bis zu 40 kg KG und 2 Kapseln über 40 kg in einer Abenddosis verabreicht wurden. Anfallsfrequenz, -dauer, -intensität, -kupierungsmedikament und Nebenwirkungen wurden mit Hilfe eines Kopfschmerzkalenders dokumentiert. Bei vierwöchentlichen ambulanten Vorstellungen erfolgte auch die Kontrolle dieser Angaben sowie von Blutbild und Blutdruck und die Ausgabe der Medikation für den folgenden 4-Wochen-Zeitraum.

Ergebnisse. 29 Patienten konnten in die Auswertung einbezogen werden; ein Patient aus der Flunarizin-Gruppe hatte die Kapsel nicht schlucken können. Die Abnahme der Anfallsfrequenz geht aus Abb. 14 hervor. Ausgehend von einer durchschnittlichen Anfallsfrequenz von 7–8/Monat wurden am Ende des Prophylaxezeitraums von 3 Monaten nur noch 1–2 Anfälle registriert. Ein Unterschied zwischen Aspirin® und Sibelium® war statistisch nicht zu belegen. Der Rückgang der Anfallsfrequenz war im Vorzeichentest für beide Substanzen auf dem 1%-Niveau signifikant. Die klinische Einschätzung der Wirksamkeit beider Substanzen eignete sich darüber hinaus nach Abschluß der Prophylaxe am besten. Danach kann zwischen sehr guten und guten Ergebnissen einerseits sowie befriedigenden und ungenügenden andererseits unterschieden werden. „Sehr gut" bedeutet Anfallsfreiheit, „gut" eine Anfallsreduktion von über 50%. Beide Kriterien wurden als positiver Wirkungsbeleg, die übrigen Ergebnisse als negativ eingestuft (Abb. 15). Im T-Test war die klinische Besserung in beiden Gruppen auf dem 1%-Niveau signifikant und lag für Azetylsalizylsäure und Flunarizin zusammengerechnet bei 72,4%. Azetylsalizylsäure schnitt ohne signifikanten Unterschied mit 73,3%, Flunarizin mit 71,4% in den Kategorien sehr gut und gut zusammengerechnet ab.

Die Anfallsdauer blieb im wesentlichen unbeeinflußt, wenn man von 1–2 Kindern in jeder Gruppe absieht, deren Anfallsdauer sich im Einzelfall deutlich verlängerte, und blieb mit 2–3 Stunden bestehen.

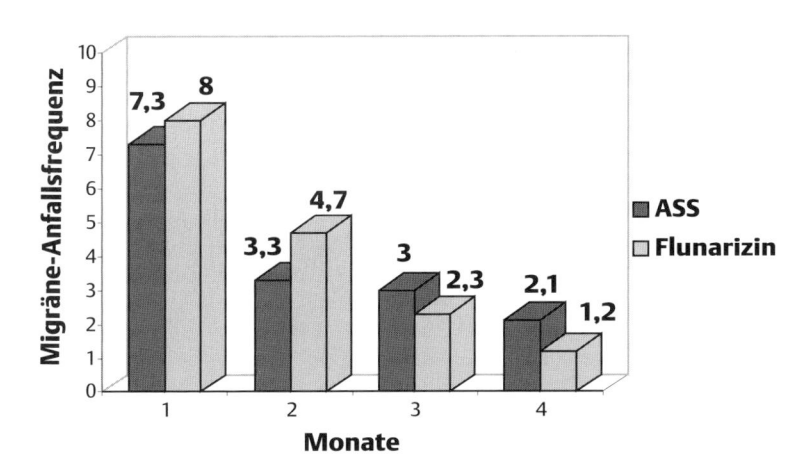

Abb. 14: Besserung der Migränefrequenz während einer dreimonatigen Prophylaxe mit Flunarizin (FLU) und Low-Dose-Azetylsalizylsäure (ASS)

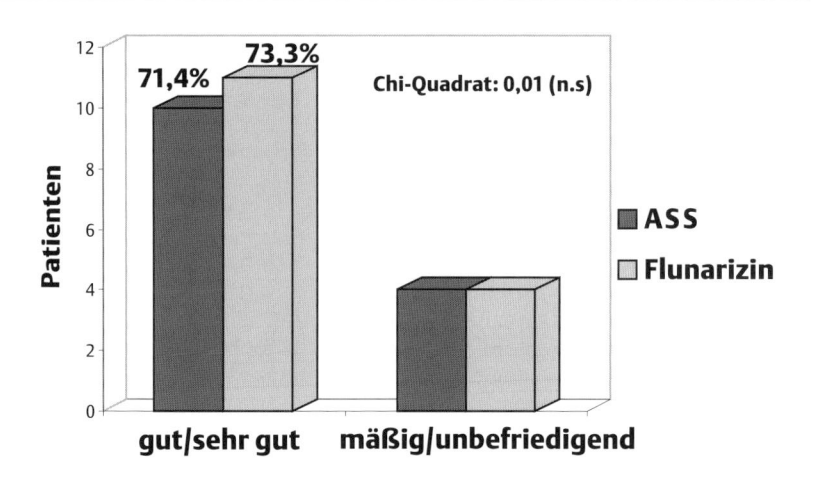

Abb. 15: Klinische Besserung während einer dreimonatigen Prophylaxe mit Flunarizin (FLU) und Low-Dose-Azetylsalizylsäure (ASS)

Nebenwirkungen waren unter beiden Behandlungen vergleichbar häufig. Während der ASS-Prophylaxe traten sie bei 5 Patienten auf, unter Flunarizin bei 8. Der Unterschied ist bei einem T-Wert von 1,66 nicht signifikant. Während bei 5 Patienten unter Flunarizin Gewichtszunahme bzw. vermehrter Appetit festzustellen war, wurde unter ASS dieses Symptom nur einmal genannt. Andererseits klagten 4 Patienten unter ASS über Bauchschmerzen bzw. Übelkeit, während unter Flunarizin nur ein Patient Magenschmerzen als Nebenwirkungen angab. Insgesamt waren die schmerzhaften Nebenwirkungen vorübergehend und ließen sich in der Regel durch zusätzliche Flüssigkeitsgabe bzw. Applikation während des Essens vermeiden.

Hinsichtlich der Ausfälle im Laufe des dreimonatigen Prophylaxezeitraumes sind beide Gruppen zu keinem Zeitpunkt unterscheidbar. In der Flunarizin-Gruppe fielen 5 Kinder aus, davon ein Patient wegen unzuverlässiger Tabletteneinnahme und endgültigem Fernbleiben zum letzen Kontrolltermin. Ein Patient setzte die Kapsel wegen Beschwerdefreiheit vorzeitig ab, ein Kind war unbekannt verzogen, bei zwei Patienten führte die Frequenzzunahme bzw. Verlängerung der Anfallsdauer zum vorzeitigen Abbruch.
Unter Aspirin waren Gründe für vorzeitigen Abbruch: einmal Zunahme der Anfallsdauer, einmal fehlende Zuverlässigkeit der Einnahme.
Auswirkungen auf Blutdruck und Pulsfrequenz bestanden während des gesamten Beobachtungszeitraumes weder in der ASS- noch in der Flunarizin-Gruppe. Weiterhin bestanden keine Gruppenunterschiede hinsichtlich der Migräne-Anfallsmedikation.
Die zum Abschluß der Behandlung durchgeführte Einschätzung zeigte, daß die Doppelblindanordnung zur Ausschaltung des Versuchsleitereffektes wirk-

sam war. Die Einschätzung der Gruppenzugehörigkeit war neunmal richtig und zehnmal falsch. Dieses Verhältnis ist nach dem Vorzeichentest mit mehr als 5%iger Wahrscheinlichkeit zufällig.

Diskussion. Aufgrund der vorliegenden Ergebnisse einer doppelblinden Untersuchung wurde erstmals im deutschsprachigen Raum die Effektivität der Kalziumeintrittsblockade zur Migräneprophylxe im Kindesalter als wirksames Prinzip belegt. Die Ergebnisse sind vergleichbar mit der von Ferrière (1985) mitgeteilten Anfallsreduktionsrate von 73,1% nach dreimonatiger Flunarizin-Gabe in einer offenen Studie. Bei den untersuchten 14 Kindern zeigten sich trotz identischer Dosierung erstaunlicherweise keine relevanten Nebenwirkungen von Flunarizin. Wichtig dürfte die Beobachtung sein, daß die in Einzelfällen vorgenommene Dosiserhöhung bei unbefriedigendem anfänglichen Therapieergebnis nur in einem Fall zur weiteren Anfallsreduktion beitrug. Möglicherweise handelt es sich, wie auch bei den eigenen Patienten beobachtet, um solche Kinder, die erst im zweiten Prophylaxemonat unter beibehaltener Dosis ansprachen.
Gemessen an den Untersuchungsbefunden von Wörtz u. Drillisch (1983) war Gewichtszunahme als Nebenwirkung gering ausgeprägt und dürfte damit analog zu den bisherigen Erfahrungen bei Erwachsenen günstiger als unter Pizotifen einzuschätzen sein.

Die Frage der relativen Spezifität von Kalziumeintrittsblockern ist nach bisherigem Literaturstand für die Indikation Migräne-Prophylaxe unter Kalkulation kardiovaskulärer Begleiterscheinungen entschieden (Peroutka 1983). Danach sind andere Kalziumantagonisten wie Verapamil oder Nifedipin entweder durch kardiovaskuläre Nebenwirkungen benachteiligt oder deutlich geringere klinische Effektivität gekennzeichnet. Die Begründung für die relative Hirngefäßspezifität der Flunarizin-Wirkung ist zwar theoretisch noch nicht vollständig gelöst, jedoch belegen die klinischen und tierexperimentellen Ergebnisse den Vorzug dieses Kalziumantagonisten.

Im Vergleich zu vorliegenden Befunden bei Erwachsenen ist das positive Abschneiden niedrig dosierter Azetylsalizysäure bei Kindern sehr gut. Während die Anfallsfrequenz bei niedrig dosierter Azetylsalizylsäuregabe in einer Dosis von 500 mg/48 Stunden bei Erwachsenen um 27% sank, kam es durch 8stündliche Gabe von 250 mg zu einer 54%igen Migräne-Anfallsminderung (Grotemeyer et al. 1984). In der vorliegenden Studie sprachen die Kinder bereits in niedriger Dosierung von 100 bis 200 mg ASS täglich mit einer Anfallsreduktion um 75% wesentich deutlicher an. Das zugrundeliegende Wirkprinzip dürfte in der Schlüsselposition von Thromboxan A für die Thrombozytenaggregation liegen, die bekanntlich auch im freien Intervall bei Migränepatienten erhöht ist (Grotemeyer et al. 1984). Bei den unterschiedlichen Migräne-Prophylaxe-Ansätzen (Serotonin-Antagonismus, Kalziumeintrittsblockade, Betablockade) handelt es sich wahrscheinlich bei der postulierten ASS-Auswirkung auf die Thrombozytenstabilisierung ebenfalls um einen Teilaspekt der Migräne-Pathophysiologie. Darüber hinaus sind weitere Beeinflussungsmöglichkeiten der Plättchenfunktion, z.B. an der Plättchenmembran, denkbar. Für Die ASS-Dosierung sind die Angaben in der Literatur unheitlich und schwanken von 40 bis 3 × 500 mg/Tag. Gerade bei den höheren Dosen ist jedoch eine selektive Thromboxan-A-Hemmung als alleiniges Wirkprinzip nicht mehr akzeptabel. Vor allem muß dann mit klinisch relevanter Zunahme von Nebenwirkungen gerechnet werden (Grotemeyer et al. 1984). Die in der vorliegenden Untersuchung festgestellten Nebenwirkungen waren passager und zwangen deshalb nicht zur allgemeinen Dosisreduktion. Grundsätzlich wäre jedoch bei der guten Ansprechrate ein Versuch mit einer niedrigeren ASS-Dosis von 50 bzw. 100 mg/die bei einer späteren Untersuchung vorstellbar. Zur Vermeidung eines Reye-Syndroms sollte ASS bei varizellen bzw. grippalen Infekten vermieden werden.

Der klinische Einsatz der beiden geprüften Substanzen ist aufgrund der gefundenen Ergebnisse empfehlenswert, vor allem wenn eine hohe Anfallsfrequenz vorliegt und eine zuvor eingesetzte Prophylaxe ineffektiv war. Bei nicht ausreichendem Ansprechen auf eine der untersuchten Substanzen ist der Einsatz des anderen Pharmakons ratsam, zumal bisher keine Möglichkeit zur Prognose eines bestimmten Prophylaxeprinzips im Einzelfall existiert. Analog zu anderen Langzeitpharmakotherapien wäre die Einbeziehung von Plasmaspiegeln grundsätzlich sinnvoll, um bei fehlendem Ansprechen eine mangelnde Compliance zu erkennen. Eine routinemäßige Laborbestimmung der Plasmakonzentrationen steht im Fall von Flunarizin noch nicht zur Verfügung. Eine Veränderung der Therapieergebnisse wäre durch entsprechende Kontrollmöglichkeiten im Sinne einer Verbesserung vorstellbar.

Serotoninantagonisten

Pizotifen. Der bekannteste Vertreter der Gruppe der Serotoninantagonisten ist das Pizotifen (Sandomigran®). Die Substanz wurde in den 60er und 70er Jahren in Deutschland neben Dihydroergotamin am häufigsten eingesetzt. Heute spielt Pizotifen in den angelsächsischen Ländern noch eine größere Rolle. Dort wurden auch die einzigen kontrollierten Untersuchungen zur Wirksamkeit der kindlichen Migräne durchgeführt (Symon 1991).
In pharmakologischer Hinsicht ist die nahe Verwandtschaft mit trizyklischen Antidepressiva hervorzuheben, die wie z.B. Amitriptyline erfolgreich auch in der Intervalltherapie der Erwachsenenmigräne eingesetzt werden (Gomersall u. Stuart 1973). Möglicherweise spielt die Stimmungsaufhellung unter Pizotifen dabei eine wesentliche Rolle. Die Substanz ist dem ältesten Prophylaxemittel Methysergid in der klinischen Wirksamkeit vergleichbar (Speight u. Avery 1972).

Nebenwirkungen. Als limitierend für den breiten Einsatz in der Pädiatrie haben sich jedoch Nebenwirkungen wie Müdigkeit und Appetitzunahme erwiesen. Die für Methysergid bekannte retroperitoneale Fibrosierung (Häufigkeit ca. 1% bei Dauereinnahme über mehr als ein Jahr, Dukes 1980) konnte für Pizotifen jedoch nicht nachgewiesen werden. Die Ausprägung der Gewichtszu-

nahme läßt sich u.U. daran ablesen, daß Pizotifen unter einer anderen Handelsbezeichnung als appetitanregendes Mittel im Handel ist (Mosegor ®).
Dosisempfehlung. Sie trägt seit kurzem der Müdigkeit Rechnung und beschränkt die Gabe auf 1–2 Tabletten abends, eventuell eine zusätzliche morgens.

Lisurid. Als ein weiteres Reservemedikament aus der Gruppe der Serotoninantagonisten im Kindesalter spielt Lisurid (Cuvalit®), ebenfalls dem Methysergid chemisch verwandt, noch eine gewisse Rolle. Systematische Erfahrungen in der Pädiatrie stehen bisher aus. Bei fehlendem Ansprechen auf vorangegangene Intervalltherapieversuche käme eine einschleichende Dosierung, beginnend mit abends einer Tablette und Steigerung bis maximal 3 × eine Tablette in Betracht. Grundsätzlich muß mit ähnlichen Nebenwirkungen wie bei den anderen Stoffklassenvertretern gerechnet werden (Ziegler 1972).

Betablocker

Betablocker vom Typ Propranolol (z.B. Dociton®) wurden durch Ludvigsson 1973 und Bille 1977 in die Prophylaxe der kindlichen Migräne eingeführt, nachdem Weber und Reinmuth 1972 den Effekt bei Erwachsenen erstmals systematisch beschrieben hatten.

Wirkung. Die Wirkung von Betablockern beruht im allgemeinen auf einer dosisabhängigen Blockade von β_1- und β_2-Rezeptoren, dadurch werden die Auswirkungen von Katecholaminen wie Noradrenalin gemindert. Dies gilt allerdings nur für wenige Vertreter dieser Wirkgruppe wie Propranolol und Metoprolol (z.B. Beloc®). Ausschlaggebend für ihre Wirksamkeit dürfte die Fähigkeit sein, in das ZNS zu penetrieren.
Eine vergleichende kontrollierte Untersuchung an 505 Erwachsenen, deren Migräneprophylaxe mit Flunarizin oder Propranolol erfolgte, belegte den guten Effekt beider Substanzen ohne signifikanten Unterschied. Die Kombination scheint nach bisheriger Erfahrung zu einer weiteren Verbesserung der Ergebnisse beizutragen (Soyka 1987). Eine Untersuchung von Gerber (1986) zeigte bei Prophylaxe mit Metoprolol einen leicht überlegenen Effekt im Vergleich zu Propranolol.
Für das Kindesalter fehlten bisher im deutschsprachigen Raum verläßliche Daten, die über die Wirksamkeit von Betablockern zahlenmäßig Auskunft geben könnten. Grundsätzlich müssen dabei vor allem kardiovaskuläre und gastrointestinale Nebenwirkungen bedacht werden. Das Asthma bronchiale gilt als Kontraindikation.

Dosierung. Junge Schulkinder sollten mit einer Tagesdosis von 10–40 mg beginnen, eine Steigerung ist je nach Alter und Verträglichkeit bis auf 120 mg möglich (Bille 1979, Ritz 1984). Im Erwachsenenalter lauten die Empfehlungen zwischen 160 und 240 mg pro Tag. Bei Beendigung der Prophylaxe ist ein sofortiges Absetzen zu vermeiden, weil dadurch Migräneanfälle provoziert werden können.

Eigene Untersuchungen
Studiendesign. In einer doppelblind-plazebokontrollierten Studie wurde die Wirkungsweise des β_1-selektiven Blockers Metoprolol (MET; Beloc) mit Dihydroergotamin (DHE) verglichen. Die 23wöchige Untersuchungszeit war aufgeteilt in:
- Eine 4wöchige Baseline, in der die notwendigen diagnostischen Untersuchungen stattfanden.
- Eine 5wöchige Plazebophase, nach der die Plazeboresponder und Non-Responder durch Randomisierung auf beide Behandlungsgruppen verteilt wurden.
- Anschließende 10wöchige Therapiephase.
- 4wöchige Posttherapiephase mit Nachuntersuchungen.

Über den gesamten Untersuchungszeitraum von 23 Wochen wurde von den Kindern und ihren Eltern je ein Migränetagebuch geführt, in denen u.a. die Parameter „Kopfschmerzhäufigkeit", „-dauer" und „-intensität" erfaßt wurden. Die Kinder wurden während der Behandlungszeit in regelmäßigen Abständen zur Kontrolluntersuchung in die Klinik einbestellt.

Patienten. 8–14jährige Mädchen und Jungen aus dem Raum Wuppertal wurden in die Studie einbezogen. Die beiden Gruppen mit je 14 Kindern waren hinsichtlich Alter, Geschlecht, Körpergewicht und auch psychologischen Variablen vergleichbar.

Diagnostik. Die diagnostische Zuordnung des Kopfschmerzgeschehens fand

Zunahme der kopfschmerzfreien Tage

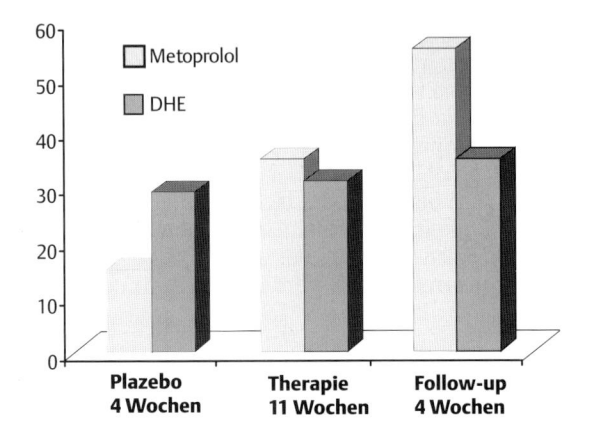

Abb. 16: Abnahme der Migränefrequenz während einer dreimonatigen Prophylaxe mit Metoprolol (MET) und Dihydroergotamin (DHE)

nach den Kriterien der IHS (International Headache Society, 1988) statt. Einschlußkriterien für unsere Studie waren:
- Bestehen der Störungen seit mindestens einem halben Jahr.
- Auftreten von mindestens zwei Migräneattacken pro Monat in der 4wöchigen Baseline.
- Dauer eines Migräneanfalls von mindestens einer halben Stunde bzw. 4 h incl. Nachtschlaf.

In der Stichprobe wurden 14 Kinder als *reine* Migräne diagnostiziert, 10 Kinder als Kombinationskopfschmerz, d.h. Migräne und Spannungskopfschmerz.

Medikation. Die Medikamenteneinnahme erfolgte in Form von Kapseln 1× tägl. abends. Die Dosierung war abhängig vom Körpergewicht des Kindes, wobei das diskriminierende Gewicht bei 40 kg lag, so daß sich eine Dosierung für MET von 50 bzw. 100 mg und für DHE von 2,5 bzw. 5 mg ergab. In der ersten Therapiewoche wurde die Medikation mit halber Dosierung eingeschlichen, am Ende der Behandlung ohne Ausschleichen abgesetzt. Die Plazebokapseln waren äußerlich identisch.

Ergebnisse. Die Ergebnisse einer zeitreihenanalytischen Auswertung der Tagebücher (ARIMA) sowie Gruppenstatistiken (Wilcoxon, U-Test, ANOVA) zeigten sowohl bei den Kinder- wie auch bei den Elterntagebuchangaben (Tab. 42a und 42b) folgende Trends:
- Beide Therapieformen sind über die Zeit bzgl. der untersuchten Parameter erfolgreich.
- Die Metoprololbehandlung scheint insgesamt größere Effektmaße als DHE zu ergeben, wobei die Hauptwirkung erst in der Posttherapiephase liegt.
- Es zeigen sich keine statistisch bedeutsamen Gruppenunterschiede zwischen den beiden Behandlungsformen.
- Im Interphasenvergleich sind jedoch signifikante Therapieeffekte bei der Metoprololbehandlung, nicht jedoch bei der DHE Behandlung zu verzeichnen (Abb. 16).

Tab. 42a: Responderprozentberechnung (ARIMA) auf der Basis der Kindertagebuchdaten

	MET			DHE		
	PL	TH	FU	PL	TH	FU
KS-Tage	14.30	35.70**	53.80	28.60	30.80	35.70
KS-Intens.	14.30	21.40*	38.50*	28.60	30.80	28.60
KS-Dauer	7.30	35.70	38.50	21.40	23.10	50.00*
Medikament	28.60	42.90**	38.50*	14.30	30.80	7.10

PL = Plazebophase * p < 0,05
TH = Therapiephase ** p < 0,01
FU = Follow-up-Phase

Tab. 42b: Berechnung der Responderprozente (ARIMA) auf der Grundlage der Elterntagebuchdaten

	MET			DHE		
	PL	TH	FU	PL	TH	FU
KS-Tage	15.40	23.10*	53.80	15.40	23.10	15.40
KS-Intens.	15.40	30.80*	38.50*	7.70	7.70	15.40
KS-Dauer	15.40	15.40	23.10	15.40	23.10	15.40
Medikament	23.10	53.80*	46.20**	23.10	15.40	23.10

PL = Plazebophase * $p < 0{,}05$
TH = Therapiephase ** $p < 0{,}01$
FU = Follow-up-Phase

(Phasenvergleich: Wilcoxon-Test bzw. Faktor „Phase" ANOVA)
(Gruppenvergleich: U-Test bzw. Faktor „Gruppe" ANOVA)

Diskussion. Bisher sprechen die Ergebnisse für einen Trend zugunsten einer Metoprololprophylaxe gegenüber Dihydroergotamin. Grundsätzlich kann somit das streßdämpfende Prinzip einer Betablockerprophylaxe mit Metoprolol, wie auch früher schon mit Propranolol (Ludvigsson 1974), auch für das Kindesalter belegt werden.

Die Erweiterung der Stichprobengröße sowie die Ausgrenzung der Spannungskopfschmerzepisoden sind zukünftig erforderlich, um aussagekräftigere Daten zu erhalten.

Azetylsalizylsäure

Der Einsatz niedrig dosierter Azetylsalizylsäure (ASS) ist in der Pädiatrie als Langzeitprophylaxe des Koronarthromboserisikos beim mukokutanen Lymphknotensyndrom (Kawasaki-S.) seit Beginn der 80er Jahre bekannt. Auch bei der Migräne ist aus Thrombozytenfunktionstesten selbst im freien Intervall eine erhöhte Aggregabilität bekannt (Grotemeyer 1984). ASS in einer Dosis von 2–3 mg/die ist in der Lage, Thromboxan A zu hemmen und damit die pathologisch gesteigerte Thrombozytenfunktion zu normalisieren.

O'Neill und Mann setzten deshalb versuchsweise Aspirin zur Migräneprophylaxe ein (1978). Weitere klinische Erfahrungen in einer offenen kontrollierten Studie bei Erwachsenen belegen eine ca. 50%ige Effektivität, wobei allerdings eine höhere Dosis von dreimal 250 mg pro Tag der niedrigen Einmaldosis von 500 mg/48 Stunden überlegen war (Grotemeyer 1984).

In einer eigenen doppelblindkontrollierten Studie an 30 Schulkindern war ASS in einer Dosis von 2,5–5 mg/kg KG mit einer Anfallsfrequenzminderung von 74% genauso effektiv wie Flunarizin (s. auch S. 95).

Dosierung. Sie richtet sich unter praktischen Gesichtspunkten nach der Teilbarkeit der handelsüblichen Zubereitungsformen: bei einem Körpergewicht von 20–39 kg: 1 Tablette Aspirin 100 mg oder ¼ Aspirin plus C® als Einmalgabe abends nach dem Abendessen. Ab 40 kg KG verdoppelt sich die Dosisangabe.

Nebenwirkungen. Sie treten in der Regel selten in Form von leichten Bauchschmerzen oder Übelkeit auf und lassen sich allein schon durch Einnahme nach dem Essen auf Dauer beseitigen. Niedrig dosiertes ASS kann nach den bisher vorliegenden kontrollierten Erfahrungen als nebenwirkungsarmes Migräneprophylaktikum angesehen werden. Allerdings muß auch diese Substanz auf die Indikation Migräne beschränkt bleiben, weil 2 von 15 Kindern mit zusätzlichen nichtmigränösen Kopfschmerzen eine zunehmende Dauer dieses Typ feststellten.

Psychopharmaka

Antidepressiva. Der bei Erwachsenen verbreitete Ansatz, aufgrund einer gleichzeitig bestehenden depressiven Verstimmung mit einem Antidepressivum, wie z.B. Amitriptylin zu behandeln (Gomersall u. Stuart 1973), hat im Kindesalter keine vergleichbare Berechtigung. Wahrscheinlich spielt bei Kindern die Chronifizierung des Kopfschmerzes noch keine so ausschlaggebende Rolle. Der Vorteil serotoninerger Medikation kann allerdings analog zu den Spannungskopfschmerzen in niedrigdosierter Form bei gemischten Kopfschmerzen vorübergehend genutzt werden.

Neuroleptika. Für Neuroleptika findet sich in der Pädiatrie keine Indikation. Zwar treten immer wieder auch migräneartige Kopfschmerzen beim hyperkinetischen Syndrom auf, eine gesonderte Behandlung ist – wie bei epilepsieassoziierten Kopfschmerzen – selten notwendig. Meistens ist die Therapie des Grundleidens mit einem Stimulans wie Captagon® oder Ritalin® – bzw. mit einem Antikonvulsivum vom Typ Valproat – ausreichend.

Andere Medikamente

Clonidin. Von Clonidin (Dixarit®, Catapresan®), einem Medikament das periphere alpha-adrenerge Rezeptoren stimuliert, ist zwar über einen zentralen Effekt und in höherer Dosierung ein antihypertensiver Effekt bekannt, die in niedriger Dosis geforderte migränetherapeutische Wirkung ließ sich bisher jedoch nicht zweifelsfrei nachweisen. Die Kombination von Hypertonie und Migräne wird optimalerweise mit einem β-Blocker behandelt (Ziegler 1982).

Tab. 43 : Medikamentöse Intervalltherapie der Migräne

Substanz	Dosis	Nebenwirkungen
– Metoprolol Propranolol	0,5–2 mg/kg KG in einer Abenddosis	Übelkeit, Erbrechen, Hypotonie, Bradykardie Kontraind.: Asthma bronchiale, Diabetes mellitus, Herzkrankheit
– Flunarizin	5 mg ab 20 kg KG 10 mg ab 40 kg KG in einer Abenddosis	bei Müdigkeit, Appetitzunahme: alternierende Gabe
– Azetylsalizylsäure	2–5 mg/kg KG in einer Abenddosis	Bauchschmerzen Kontraind.: Asthma bronchiale, Varizellen, Influenza
– Pizotifen	20–40 kg KG: 0,5–1 mg abends, über 40 kg abends 1mg, morgens 0,5 mg, einschleichend	Gewichtszunahme, Müdigkeit Kontraind.: Glaukom
– Dihydroergotamin	2 × 1,5 mg von 20–40 kg 2 × 2 mg ab 40 kg KG	trockener Mund, Tachykardie, Parästhesien

Diät

Nahrungsmittelintoleranz. Obwohl das Problem der Nahrungsmittelallergie seit der Erstbeschreibung der Kuh- und Ziegenmilchallergie durch Hippokrates (570–460 v. Chr.) bekannt ist, kann das Ausmaß dieses Problems immer noch nicht genau abgeschätzt werden (Wilson 1986; Hofer u. Wüthrich 1985). Die hieraus erwachsenden Möglichkeiten einer diätetischen Behandlung der Migräne dürften sich allerdings auf maximal 2% der Migränepatienten beschränken (Soyka 1987; Wilson 1986). Kinder mit einer zugrundeliegenden Nahrungsmittelunverträglichkeit leiden typischerweise an sehr häufigen und schweren Anfällen (Egger et al. 1983). Ein ursächlicher Zusammenhang kann bei medikamentöser Therapieresistenz vermutet werden, vor allem dann, wenn auch psychische Zusammenhänge ausgeschlossen wurden. Häufig bestehen zusätzliche Auffälligkeiten, wie gastrointestinale Beschwerden, (hyperkinetische) Verhaltensstörungen, Schmerzen in Armen und Beinen, atopische Erscheinungsformen wie Asthma oder Ekzem und sogar zerebrale Krampfanfälle (Egger et al. 1983).

Oligoantigene Diät. Eine oligoantigene Diät, bestehend aus einer Fleischsorte (Lamm oder Huhn), einem Kohlenhydrat (Reis oder Kartoffeln), Früchten (Banane oder Apfel), einem Gemüse, Wasser und Vitaminen, führte über 4 Wochen bei 88 von 99 Kindern, die die Diät durchhielten, in 93% zu einer vollständigen Ausheilung. Gleichzeitig kam es zu einer signifikanten Reduktion der assoziierten Beschwerden. Besondere Beachtung verdient vor allem die Besserung der Verhaltensstörungen und der zerebralen Anfälle, die bis auf 2 von 14 Fällen unter fortgesetzter Diät auch nach Absetzen der Antikonvulsiva nicht mehr auftraten. Nachdem die zugrundeliegenden unverträglichen Nahrungsmittel durch wöchendtliche Reinduktion einzelner Nahrungsbestandteile identifiziert worden waren, wurden 40 Kinder nochmals zur Absicherung der Ätiologie doppelblind plazebokontrolliert belastet. Die meisten Patienten reagierten auf mehrere Stoffe mit erneutem Auftreten der früheren Symptome.

Auslöser. Die häufigsten Auslöser waren: Lebensmittelfarbstoffe und Konservierungsstoffe (z.B. Provokation mit kommerziellem Orangensaft, im positivem Fall weitere Testung mit 150 mg des Farbstoffs Tartrazin [E 102] und 150 mg Benzoesäure [E 210] pro Tag über eine Woche). Weitere Auslöser waren in abnehmender Frequenz: Kuhmilch, Eier, Schokolade, Weizenmehl, Käse, Tomaten, Fisch, Schweinefleisch, Rindfleisch, Mais und Soja. 40 zusätzliche Nahrungsstoffe traten seltener, aber im Einzelfall relevant in Erscheinung (Egger et al. 1983).

Diagnostische Probleme. Andere diagnostische Methoden, wie IgE-Bestimmung, RAST- oder Prick-Test waren als Suchverfahren nicht geeignet. Am ehesten scheinen noch native und selbstzubereitete Nahrungsallergene in Frage zu kommen und mit Hilfe der Scratch-Methode sicherere Ergebnisse zu liefern (Wüthrich 1985).

Wenn auch nicht alle Nahrungsantigene in Mitteleuropa die gleiche Bedeutung haben dürften wie in England, so stellen die vorgelegten Fakten doch einen wichtigen Beitrag zur Lösung dieses Problems dar. Schwierig bleibt weiterhin die Erfassung der Kinder, bei denen eine Nahrungsmittelunverträglichkeit vorliegt und die Motivation zur Durchführung einer solch strengen Diät. Sie ist deshalb in erster Linie bei therapieresistenten Verläufen zu überlegen.

Ein *pragmatischerer* Diätansatz konnte unter Verwendung einer ballaststoffreichen Vollkornkost – ohne tyraminhaltige Nahrungsbestandteile, wie Käse, Schokolade, Zitrusfrüchte, Tomaten, Bananen, Avocado, eingelegte Heringe u.a.m. – eine mindestens 50%ige Reduktion der Migräneanfallsfrequenz bei 59% der Kinder erzielen (Salfield 1985).

Tab. 44: Vorschlag einer allergen-/antigenarmen Diät für den versuchsweisen Einsatz über 6–12 Wochen

Verboten	Erlaubt
Milch	Joghurt, Schmand
Ei	
Raffinierter Zucker	Honig, Ahornsirup
Weißes Brot	Vollkornbrot, Sauerteigbrot, Roggenknäckebrot, Vollkornmüsli
Nudeln	Vollkornnudeln, Reis, Kartoffeln
Kuchen	Selbstgebackener Kuchen mit Vollkornmehl
Süßigkeiten, Schokolade	Im „Notfall": Wrigley Extra-Kaugummi (Xylit)
Eis	selbstgemachtes Eis
Limonaden	Wasser, Früchtetees, selbstgepreßte Beerensäfte
Kiwi	Bananen, (geschältes) Obst
Zitrusfrüchte	
Ungeschälte Möhren (Schimmel!), Sellerie, Bohnen	Salat, Gemüse wie Blumenkohl, Brokkoli
Schweinefleisch (Würste!)	Rinder-, Lammfleisch, Pute Fisch
Margarine	Butter, Öl
Marmelade	Fruchtaufstrich, Dattelbirnenkraut

Eigene Erfahrungen erstrecken sich auf 42 Kinder mit Migräne und Spannungskopfschmerzen, die einer optimierten Ernährung unter Ausschluß von Milch(pulver), Quark, Zucker, Weißmehl, Farb- und Konservierungsstoffen, Emulgatoren und Fabrikationshilfen, speziell auch von Limonaden und Schokolade, unterzogen wurden. Einschlußkriterium war eine Mindestkopfschmerzfrequenz von 1×/Woche. Die Kinder wurden instruiert, regelmäßig zu essen. Bei fehlenden Hinweisen auf eine Nahrungsmittelallergie durften sie Gemüse und Obst ohne Einschränkung zu sich nehmen.

Die Kopfschmerzkinder waren 4–15 Jahre alt, 22 Jungen und 20 Mädchen. 17 Kinder litten an Spannungskopfschmerzen und 25 an Migräne. Die Diätphase dauerte 8–12 Wochen. Danach waren 18 Kinder vollständig kopfschmerzfrei (je achtmal Migräne und Spannungskopfschmerz). 20 Kinder waren mindestens 50% gebessert bezüglich Frequenz und Dauer der Kopfschmerzen, aurafrei, ohne Erbrechen und benötigten keine Analgetika mehr. Je zwei Migräne- und Spannungskopfschmerzkinder sprachen nicht auf die Ernährungsumstellung an. Im Follow-up nach einem halben Jahr litten nur noch insgesamt zwei Kinder unverändert an Kopfschmerzen, alle anderen waren stabil gebessert geblieben. Dieses Ergebnis weist auf den nicht zu unterschätzenden Nutzen einer Ernährungs- und Verhaltensumstellung, der oft der ganzen Familie zugute kommt. Der Vorteil liegt vor allem in der langfristig angelegten Ernährungsstrategie, die ohne diätetischen Charakter unter Berücksichtigung individueller Auslöser ohne Gefahr von Mangelerscheinungen auch längerfristig beibehalten werden kann (v. Frankenberg u. Pothmann 1996).

Prophylaktische Zusatzmedikation. Die Schutzwirkung von prophylaktischer oraler Natrium-Chromoglycicum-Gabe wirkt sich nachweislich stabilisierend aus, sollte allerdings nur in nicht vermeidbaren Belastungssituationen erwogen werden, um Auswirkungen von Diätfehlern zu lindern (Egger et al. 1983; Monro et al. 1984; Dahl u. Zetterstrom 1978).

5.2 Therapie von Spannungskopfschmerzen

5.2.1 Progressive Relaxation und EMG-Biofeedback

Die Bereitschaft, bei Kindern analgetische und anfallskupierende Pharmaka einzusetzen, ist zunächst als eingeschränkt zu bezeichnen (Pothmann 1988 a). Pharmakologische Interventionen mit weniger schädlichen Auswirkungen, wie die Verabreichung von prophylaktischen Medikamenten (z.B. Betablockern), die sich in der Erwachsenentherapie als nützlich erwiesen haben, sind hinsichtlich ihrer Langzeitwirkung bei Kindern noch zu wenig erforscht (Besken et al. 1991; Pothmann 1988 a,b). Auch alternative medizinische Verfahren, wie Akupunktur und TENS befinden sich hinsichtlich ihrer Effizienz bei Kindern noch in der Erprobungsphase (Pothmann 1990).

Die Erfolge psychologisch fundierter Therapieansätze in der Behandlung chronischer Kopfschmerzen bei Erwachsenen haben vor allem anglo-amerikanische Forscher ermutigt, ähnliche Therapieansätze auch bei Kindern mit wiederkehrendem Kopfschmerz zu erproben. Im wesentlichen wurden Relaxations- und Biofeedbackverfahren (wie EMG- und Hauttemperaturrückmeldung) auf die Anwendung bei Kindern ab dem achten Lebensjahr adaptiert (Kröner-Herwig et al. 1992).

Das Rationale der Therapieansätze basiert auf der Annahme, daß Anspannung und Erregung im Sinne einer Streßreaktion als Auslöser von Kopfschmerzen fungieren können (Passchier u. Orlebeke 1985) und eine psychologische Entspannung, wie sie ein Relaxationstraining und das Biofeedback bewirken, diesem Prozeß entgegenwirkt. Die gelernte Entspannung kann als „Bewältigungsreaktion" in belastenden Situationen eingesetzt werden. Die Ergebnisse zur Kopfschmerztherapie bei erwachsenen Patienten weisen darauf hin, daß die Trainings auch zu der subjektiven Überzeugung führen, den Belastungen nicht mehr hilflos ausgeliefert zu sein, sondern eine gewisse Kontrolle über das Kopfschmerzgeschehen zu gewinnen. Sie stärken damit die sogenannte Selbstwirksamkeitsüberzeugung, die nach Bandura (1977) ein wesentlicher kognitiver Wirkfaktor in jeder erfolgreichen Therapie ist. Daß beim Biofeedback eine meßbare physiologische Entspannung (z.B. beim EMG-Biofeedback eine Frontalismuskelspannungsreduktion) eine Voraussetzung für den Therapieerfolg ist, wie ursprünglich angenommen, scheint eher zweifelhaft (Kröner-Herwig u. Sachse 1988; Kröner-Herwig 1990).

In einer explorativen Studie sollten die in Anlehnung an englischsprachige Autoren (Bussone et al. 1991; McGrath et al. 1990) und nach Maßgabe der Therapie bei Erwachsenen (Kröner-Herwig u. Sachse 1988) entwickelten therapeutischen Strategien der progressiven Relaxation und des EMG-Feedbacks auf eventuelle Anwendungsprobleme bei Kindern untersucht und ihre Effizienz anhand einer breit angelegten Evaluationsdiagnostik eingeschätzt werden.

Methodisches Vorgehen

Insgesamt nahmen 16 Kinder (9 Mädchen und 7 Jungen) im Alter von 8–14 Jahren an der Behandlung teil (Tab. 45). 12 Kinder litten an Spannungskopfschmerz, vier weitere zusätzlich an migräneartigen Kopfschmerzen.

Die **Kriterien** für die Kopfschmerzeinteilung waren in Anlehnung an die International Headache Society (1988) formuliert.

Spannungskopfschmerz lag vor, wenn zwei von drei folgenden Merkmalen zutrafen:
- Kopfschmerzqualität: dumpf/drückend
- Lokalisation: bilateral/variabel, in mindestens drei Arealen
- Abwesenheit von Symptomen wie Übelkeit, Erbrechen, Photophobie

Migräne wurde folgendermaßen diagnostiziert:
- anfallsartiger Verlauf mit schmerzfreien Intervallen
- eins der folgenden Merkmale trifft zu:
    Übelkeit/Erbrechen/Bauchschmerzen während des Anfalls/
    Photo-/Phonophobie
- zwei der folgenden Merkmale treffen zu:
    frontale/unilaterale Lokalisation
    pulsierender Schmerz
    Aurasymptome

Tab. 45: Merkmale der mit progressiver Relaxation (RELAXATION) und EMG-Feedback (EMG-BFT) behandelten Patientengruppe

Gruppe	RELAXATION	EMG-BFT
n	8	8
Geschlecht: weibl./männl.	5/3	4/4
Alter (x ± s)	10.6 ± 2.1 J	11.6 ± 1.7 J
	(8–14 J.)	(9–14 J.)
Anzahl der Patienten mit		
– Spannungskopfschmerz	6	6
– kombiniertem Kopfschmerz	2	2
Kopfschmerzdauer	x = 47 Monate	
	6–156 Monate	

Um in die Studie aufgenommen zu werden, mußten die Kinder seit wenigstens sechs Monaten an Kopfschmerzen leiden und mindestens zwei Episoden pro Monat aufweisen. Eine weitere Voraussetzung war die Bereitschaft der Eltern und Kinder, an der aufwendigen Diagnostik und Evaluation mitzuwirken. Die Diagnose erfolgte durch eine neurologische Untersuchung, die eine organische Verursachung der Kopfschmerzen ausschloß, als apparative Verfahren wurden EEG, VEP und EEG-Mapping, ggf. CT, MRT ergänzt. In der ersten Untersuchungsphase fanden zusätzlich psychologische Eingangsuntersuchungen statt, die Aufschluß über die Eltern-Kind-Interaktion im Zusammenhang mit dem Kopfschmerz sowie über weitere bedeutsame psychologische Faktoren erbringen sollten. In diesem Zusammenhang wurden auch einige psychometrische Verfahren eingesetzt, über die hier allerdings nicht berichtet werden sollen. Die Untersuchungen fanden jeweils mit einem Elternteil (zumeist der Mutter) und dem Kind statt. In einem der ersten Kontakte wurden die Kinder in die Führung der Kopfschmerztagebücher eingewiesen, die sie in allen Phasen der Studie zu führen hatten

Das Kopfschmerztagebuch (Pothmann et al. 1991), aus dem im wesentlichen die hier berichteten Variablen entstammen, erfaßte in kindgerechter Form das Auftreten von Kopfschmerz, die Stärke, die Dauer sowie den Ort des Schmerzes. Die Medikamenteneinnahme wurde ebenso erhoben wie die Stimmung des Kindes, Schulfehlzeiten und Aktivitäten, die wegen Kopfschmerz abgebrochen oder gar nicht in Angriff genommen werden konnten. Die „zuverlässige" Tagebuchführung wurde explizit verstärkt.

Diese gegenseitigen „Pflichten" von Therapeutin und Kind wurden am Anfang der Therapie mit einem Kontrakt besiegelt, in dem bestimmte Vereinbarungen getroffen wurden. Das Kind versprach, die Tagebücher sorgfältig zu führen, die „Hausaufgaben" regelmäßig zu machen und pünktlich zu den Sitzungen zu erscheinen. Die Therapeutin versprach, sich immer um neue spannende Dinge für die Sitzungsgestaltung zu bemühen, das Kind für jede Übung zu Hause angemessen zu belohnen und ein schönes Geschenk für das sorgfältige Ausfüllen der Tagebücher bereitzustellen.

Der Untersuchung liegt ein Zweigruppenplan zugrunde. Über drei Evaluationsphasen wird berichtet: die prätherapeutische oder Baselinephase (4 Wochen), die posttherapeutische Phase (4 Wochen) und die Follow-up-Phase sechs Monate nach Abschluß der Therapie (4 Wochen). Es wurde keine Zufallszuordnung durchgeführt, sondern die Kinder nach organisatorischen Kriterien einer der beiden Behandlungsformen zugeführt.

Die **Entspannungstherapie** (RELAXATION) bestand aus sechs wöchentlichen Sitzungen von einer bis 1,5 Stunden Dauer, in denen mit den Kindern nach den Regeln der Progressiven Relaxation geübt wurde. In den ersten drei Sitzungen lag der Fokus des Trainings auf die Einübung einer verbesserten Spannungswahrnehmung (Unterschied zwischen Anspannung und Entspannung von Muskelgruppen) und einer gezielten Entspannung bestimmter Muskeln. Dabei wurden in Abweichung vom Vorgehen bei Erwachsenen nicht alle Muskelgruppen sofort in das Training einbezogen, sondern langsam aufbauend vorgegangen. In den letzten drei Sitzungen wurden die Kinder über den Zusammenhang von Streß, Muskelspannung und Kopfschmerz aufgeklärt und die Entspannung als Bewältigungsmöglichkeit eingeführt. Die Kinder wurden auch angeleitet, die Entspannung flexibel in unterschiedlichen Situationen, insbesondere in Streßsituationen und an unterschiedlichen Orten zu üben. In den Trainingssitzungen selbst wurde die Entspannung unter ablenkenden, störenden und belastenden Bedingungen (Lärm etc.) erprobt.

Das **EMG-Feedbacktraining** (EMG-BFT) fand ebenso wie das Relaxationstraining in Einzeltherapie statt. Über 6 – 8 Wochen wurden 12 knapp einstündige Sitzungen durchgeführt (zwei pro Woche). Das Feedbacktraining erfolgte am Frontalismuskel in der üblichen Ableitung (Davis 1959). Die Rückmeldung war auditiv (Gerät: SOM Biofeedback 4500). Es gab fünf zweiminütige Feedbackdurchgänge, in denen die Kinder gebeten wurden, den Ton (analog zur Muskelspannung) so weit wie möglich zu erniedrigen. Zwischen den Feedbackdurchgängen lagen einminütige Pausen. Am Anfang und Ende stand eine Selbstkontrolle (Erniedrigung der Muskelspannung ohne Feedback). Vor jeder Sitzung wurde über drei Minuten das Baselineniveau bestimmt.

Imaginationen wurden als Hilfe für die Spannungskontrolle der Frontalismuskeln mit den Kindern eingeübt. Sie wurden angeregt, eigene innere Bilder für die Entspannung zu erproben und einzusetzen. Auch beim Biofeedback erfolgten im zweiten Trainingsabschnitt Übungen unter Sreßeinwirkung. Ebenso wurden die Kinder über die Möglichkeit der Streß- und Kopfschmerzkontrolle durch das Gelernte aufgeklärt.

Hausaufgaben wurden in beiden Trainings den Kindern übertragen, die das in der Therapie Gelernte vertiefen sollten. In der Biofeedbacktherapie sollten sie ohne Gerät täglich mindestens einmal üben. Die Kinder des Relaxationstrainings erhielten speziell für sie angefertigte Materialien mit aufmunternden Comicfiguren (McGrath 1990) als anschauliche Hilfen für die häuslichen Übungen. Das regelmäßige Üben wurde durch den Kontrakt zwischen dem Kind und der Therapeutin in seiner bindenden Funktion verstärkt.

Besonderes Augenmerk wurde in allen Fällen auf die kindgerechte Ausgestaltung des Trainings gelegt. So konnten die Kinder einer „schrecklichen Kopfschmerzkrabbe" (als Symbol für den Schmerz; übernommen von McGrath et al. 1990) ihren Schrecken nehmen, indem sie sie mit bunten Papierschnitzeln beklebten, die sie in Abhängigkeit von der Anzahl der Übungen zu Hause von der Therapeutin erhielten. Die Kopfschmerzkrabben wurden im Therapieraum aufgehängt, so daß die Kinder sie miteinander vergleichen konnten: Je bunter eine Krabbe war, um so besser hatte ein Kind geübt. Am Ende des Trainings konnte jedes Kind seine individuelle, oft sehr kunstvoll, bunt und lustig ausgestaltete Kopfschmerzkrabbe (die all ihre „Bösartigkeit" verloren hatte) mit nach Hause nehmen.

Alle Eltern, meistens allerdings nur die Mütter, wurden über die Behandlung ihres Kindes informiert. Sie wurden angeregt, das Kind in seinen Eigenaktivitäten zu unterstützen, es aber keinesfalls zu kontrollieren oder gar zu zwingen, die täglichen Übungen zu absolvieren. Die Kinder wurden angeregt, sich für ihre Zimmertür Schilder zu malen, mit denen sie, wenn sie üben wollten, Eltern und Geschwistern „Eintritt verboten" signalisieren konnten. Dies sollte ihre Selbstkontrolle und Eigenverantwortlichkeit stärken.

Ergebnisse

Es wird im folgenden im wesentlichen über Befunde aus den Schmerztagebüchern berichtet. Die physiologischen Daten sollen gesondert dargestellt werden. Die Tagebucheintragungen wurden nach den Parametern Kopfschmerzfrequenz, -intensität und -dauer ausgewertet. Zusätzlich wurde die Medikation und Einschränkungen in alltäglichen Beschäftigungen sowie die Stimmung analysiert. Zunächst wurde jede Gruppe für sich auf prä-post-Differenzen mittels eines non-parametrischen Verfahrens geprüft (Tab. 46).

Tab. 46: Kopfschmerzparameter (Frequenz, Intensität, Dauer) im Verlauf unter den verschiedenen Therapieformen: Mittelwerte (x) und Standardabweichungen (s)

Behandlung	RELAX			EMG		
Phase (je 4 Wochen)	Baseline [x±s]	Post-Therapie [x±s]	Follow-up (6 Mon.) [x±s]	Baseline [x±s]	Post-Therapie [x±s]	Follow-up (6 Mon.) [x±s]
Anzahl der Anfälle (4 Wochen)	14.75 ±9.58	2.12** ±3.35	1.56** ±2.29	12.00 ±7.55	2.12** ±1.24	2.75** ±3.337
mittlere *Intensität* der Anfälle (Skala 0–10)	4.82 ±1.64	3.98 ±3.51	2.35* ±3.03	4.13 ±1.65	3.26 ±1.58	3.82 ±3.36
mittlere *Dauer* der Anfälle in Stunden	6.85 ±4.44	6.08 ±6.99	3.97(*) ±5.54	5.27 ±4.22	4.46 ±4.16	4.70 ±4.53

Vergleich zur Baseline per Wilcoxon-Test: (*) $p < 0,10$
  * $p < 0,05$
  ** $p < 0,01$

Follow-up-Stichproben: n = 7 in der Relaxationsgruppe; n = 8 in der EMG-BFT-Gruppe

In beiden Behandlungsgruppen zeigte sich eine hochsignifikante Abnahme der Häufigkeit der Kopfschmerzen nach Ende der Therapie, und zwar um 86% für die Relaxationsgruppe und eine 83%ige Verbesserung in der Feedbackgruppe. Auch die mittlere Kopfschmerzintensität nahm ab, dieser Effekt ist aber in keiner Gruppe statistisch signifikant. Ebenso reduzierte sich die mittlere Kopfschmerzdauer, wenn auch eher geringfügig. Hinsichtlich der drei Kopfschmerzparameter läßt sich eine signifikante Überlegenheit eines der beiden Trainings statistisch nicht erhärten (Mann-Whitney-U-Test p > 0,1).

An den Follow-up-Erhebungen sechs Monate nach Ende der Therapie nahmen bei nur einem drop-out noch 15 Probanden teil. In der Relaxationsgruppe war ein klarer Langzeitveränderungstrend erkennbar. Alle Kopfschmerzparameter verbesserten sich. Die Intensität war nunmehr signifikant verringert gegenüber der Baselinephase und lag unter den Post-Werten. Die Kopfschmerzdauer hatte sich im Vergleich zum Ende der Therapie noch weiter verringert.

Dagegen ließen sich bei der EMG-Gruppe gegenüber dem Therapieende leichte Verschlechterungen ablesen. Aber es lagen auch hier alle Werte unterhalb des Ausgangsniveaus vor der Therapie. Nur die Kopfschmerzfrequenz blieb signifikant gegenüber der Baseline verringert.

Auf der deskriptiven Ebene zeigte sich auch in beiden Gruppen eine Medikamentenreduktion, die im Follow-up beibehalten wurde (Tab. 47). Die interindividuelle Streuung in der Einnahme von Medikamenten war so groß, daß die Effekte statistisch in den kleinen Gruppen nicht abzusichern waren.

Tab. 47: Verbesserungen in den Therapiegruppen „Progressive Relaxation" (RELAXATION) und „EMG-Biofeedback" (EMG-BFT) (mittlere Abnahme in % gegenüber der Baseline)

Behandlung	RELAXATION		EMG-BFT	
Vergleichsphase	Post	Follow-up	Post	Follow-up
Variablen				
Medikamenteneinnahme bei Kopfschmerz (Anzahl der Ja-Antw.)	51%	77%	75%	75%
Aktivitäten-beeinträchtigung (Ereignisse pro Anfall)	–46%*	55%	57%	47%
Abwesenheit von der Schule (Anzahl der Tage)	62%	96%	29%	100%
Stimmung (Skala 1–5)	13%	22%	18%	36%

* Die Aktivitätenbeeinträchtigung hat um 46% zugenommen!

Die Abwesenheit von der Schule aufgrund der Kopfschmerzen verringerte sich in beiden Gruppen. Im Follow-up blieb kein Kind der Biofeedbackgruppe mehr wegen Kopfschmerzen auch nur eine einzige Stunde der Schule fern. Bis auf den abweichenden Post-Wert bei der Relaxationsgruppe (Tab. 47, „Ausreißerwerte" aufgrund grippal- bzw. unfallbedingter Kopfschmerzen bei zwei Kindern) weisen alle Daten auf eine Abnahme der Aktivitätsbeeinträchtigung infolge Therapie hin. Auch die Stimmung der Kinder verbesserte sich, wenn auch nur geringfügig. Wie bei der Medikation sind die beschriebenen Unterschiede zwischen der prätherapeutischen und posttherapeutischen Erhebung nicht statistisch abzusichern, da die Unterschiede zwischen den Kindern von Anfang an sehr groß waren.

Diskussion

Die Erfolgsrate der beiden Therapien ist exzellent. Sowohl das eingesetzte Relaxationstraining als das EMG-Feedbacktraining sind höchst effizient hinsichtlich der Reduktion der Anfallshäufigkeit. Sämtliche Kinder des Relaxationstrainings zeigen eine klinisch relevante Reduktion (> 50%). Bis auf ein Kind, das keinerlei bedeutsame Veränderungen der Kopfschmerzaktivität aufwies, treffen die positiven Einzelbefunde auch für die Biofeedbackgruppe zu. Die Effekte sind über einen Zeitraum von immerhin sechs Monaten relativ stabil. Beim Relaxationstraining zeigt sich sogar eine weitere Verbesserung, beim Biofeedback dagegen eine leichte, nicht signifikante Verschlechterung gegenüber der posttherapeutischen Phase.

Die vorliegenden Ergebnisse bezüglich der Anfallshäufigkeit können sich mit positiven Befunden anderer Untersuchungen messen (Duckro u. Cantwell-Simmons 1989). Es ist anzumerken, daß der Klientel der eigenen Studie vorwiegend aus Spannungskopfschmerzpatienten bestand, während zumindest in Untersuchungen anderer Autoren zum Relaxationstraining die meisten Kinder unter Migräne litten (Engel u. Rapoff 1990; Fentress et al. 1986; McGrath et al. 1988; Richter et al. 1986). Progressive Muskelrelaxation scheint also unabhängig von der Diagnose für alle Kinder mit chronischem Kopfschmerz erfolgversprechend zu sein. Es sollten aber in Zukunft die Therapien systematischer auf etwaige Unterschiede zwischen den Diagnosegruppen untersucht werden.

Ob z.B. ein EMG-Feedbacktraining ebenso gut wie bei Spannungskopfschmerz auch bei Migräne anzuwenden ist, läßt sich bis jetzt nicht entscheiden, da auch in anderen Feedbackuntersuchungen hauptsächlich Spannungskopfschmerz behandelt worden ist (Cautela u. Groden 1978; Kröner-Herwig u. Sachse 1988).

Insgesamt ist der Einfluß der beiden Trainings auf die mittlere Anfallsintensität nicht so ausgeprägt wie der auf die Schmerzhäufigkeit. Allerdings zeigt sich in keiner Gruppe eine Verschlechterung, wie dies in anderen Studien beobachtet wurde (Emmen u. Passchier 1987; Gerber 1988; Passchier et al. 1990). Die mit Relaxation behandelte Gruppe erreicht zum Follow-up sogar eine signifikante Verbesserung in der mittleren Schmerzstärke. Dies könnte daran liegen, daß anders als bei Migräneattacken, die in den genannten Studien Untersuchungsgegenstand waren, die Schwere von Spannungskopfschmerzepisoden über gezielte Entspannung leichter modulierbar ist, dagegen aber nach einer Migränetherapie nur noch schwere Attacken durchbrechen, andere aber ganz abgewehrt werden können. Diese Hypothese sollte in weiteren Studien gezielter untersucht werden. Auch die Anfallsdauer nimmt, wenn auch geringfügig, ab. Aber nur die Relaxationsgruppe zeigt zum Zeitpunkt des Follow-up einen nahezu signifikanten Effekt ($p < 0,1$).

Wenn auch insgesamt kein Unterschied zwischen den beiden Behandlungsverfahren zu belegen ist, fallen die Ergebnisse des Entspannungstrainings doch etwas günster aus. Möglicherweise ist diese Behandlungsform besser auf die Bedürfnisse der Kinder angepaßt als das Feedbacktraining. So zeigt die Stundenbeteiligung, die die Kinder nach jeder Sitzung abgaben, daß das Entspannungstraining allen Kindern von Anfang an Spaß gemacht hat, und daß sie glauben, es würde ihnen gegen ihre Kopfschmerzen helfen, während gerade am Anfang zwei Kinder der Biofeedbackgruppe dies verneinten. Auch ihren Entspannungszustand schätzten mehr Kinder der Relaxationsgruppe als der Biofeedbackgruppe günstiger ein. Insgesamt beurteilten die Kinder den Erfolg des Trainings auf einer sechsstufigen Notenskala mit gut, wobei das Relaxationstraining etwas bessere Noten bekam. Generell zeigen die Beurteilungsdaten aber, daß die Kinder an beiden Trainings gern teilgenommen haben.
Wie engagiert die Kinder das Training insgesamt absolvierten, äußert sich auch in der durchschnittlichen Übungsfrequenz von ca. zwei täglichen Entspannungsübungen zu Hause. Sogar nach Abschluß der Behandlung in der Postphase blieb diese Übungshäufigkeit erhalten. Selbst wenn diese Angaben, wie nach Befunden von Wisniewski et al. (1988) wahrscheinlich, überhöht sind, wäre eine Übung pro Tag doch eine gute Basis für eine stabile Wirkung eines Entspannungs- bzw. Biofeedbacktrainings, insbesondere wenn Entspannung zusätzlich gezielt in Belastungssituationen angewendet wird.

Die meisten Eltern standen der psychologischen Behandlung von Beginn an positiv gegenüber. Alle Eltern beurteilten das Training als hilfreich. 15 der 16 Mütter waren mit dem Erfolg der Behandlung zufrieden und berichteten spontan von Verbesserungen nicht nur bei den Kopfschmerzen sondern auch in anderen Problembereichen.

Vielfach fühlten sich die Mütter durch das psychologische Training entlastet; zum einen deshalb, weil sie die Verantwortung für die Kopfschmerzen abgegeben bzw. die Kopfschmerzen als Problem des Kindes akzeptiert hatten und sich von Schuldgefühlen oder einem schlechten Gewissen befreit fühlten. Zum anderen entlastete sie die Erfahrung, daß die Kinder mit Hilfe des Trainings in der Lage waren, die Kopfschmerzen kompetent und selbständig und ohne Einsatz von Medikamenten anzugehen. Die deutliche Reduktion der Kopfschmerzen bestärkte sie in ihrer Haltung. Auch die Rolle der Eltern in der Therapie des kindlichen Kopfschmerzes sollte näher untersucht werden. Wie könnte eine Einbeziehung der Eltern in die Therapie systematisiert werden? Ist der Einbezug immer nützlich und förderlich, wo ist er vielleicht sogar störend?

In dieser Studie haben sich die beiden Therapieformen – Progressive Relaxation und EMG-Biofeedback – als äußerst wertvolle Instrumente in der Behandlung des kindlichen Kopfschmerzes erwiesen. Es sind allerdings noch Verbesserungen im Sinne der Anpassung an die Bedürfnisse und Fähigkeiten der Kinder möglich. Das EMG-Feedback könnte durch attraktivere Rückmeldungsformen (im Sinne von Videospielen) motivierender werden. Eine flexiblere Anpassung an die Konzentrationsfähigkeit der Kinder hinsichtlich der Länge der Feedbackdurchgänge wäre ebenso wünschenswert. Einige Kinder waren manchmal in ihrer Konzentration überfordert. Das verwendete Relaxationstraining erschien generell angemessen. Es sollten allerdings nicht zu viele verschiedene und neue Elemente in eine Sitzung „gepackt" werden.

Es ist klarzustellen, daß die Studie nicht geeignet ist, einen eindeutigen Beleg für Entspannung als wesentlichen Wirkfaktor beider Therapieansätze zu liefern. Beide Behandlungen enthalten zusätzliche potentiell wirksame Interventionen (positive Verstärkung für erwünschtes Verhalten, intensive Zuwendung der Therapeutin, Unterstützung der Autonomie und Selbständigkeit des Kindes etc.). Die Vermutung, daß nur derart angereicherte Entspannungsprogramme wirksam sind, wird durch die Studie von McGrath et al. (1988) aber in Frage gestellt, die schon bei minimaler therapeutischer Einwirkung einen Behandlungserfolg nachweisen konnten.

Es scheint deshalb sinnvoll, die Frage nach der Relation von Effizienz und Ökonomie der Interventionsverfahren gezielter zu untersuchen. Eine Ökonomisierung des Progressiven Muskelrelaxationstrainings könnte in der Anwendung als Gruppentraining oder der Reduzierung der Sitzungsanzahl bei verstärktem Fokus auf Selbsthilfeanleitungen liegen. Die Studie von Wisniewski et al. (1988) deutet an, daß ein erfolgreiches Entspannunstraining in Kleingruppen von drei bis vier Kindern möglich ist.

Weitere Studien sind notwendig, in denen abgeklärt werden sollte, ob die progressive Relaxation, wie die vorgestellte Studie nahelegt, eher günstigere Effekte erzielt als ein EMG-Biofeedback. So ermutigend die vorliegenden Befunde auch sind, so ist ihre Aussagekraft aufgrund der nicht durchgeführten Randomisierung und der fehlenden (Warte-)Kontrollgruppe doch begrenzt. Vergleiche zwischen psychologischen Verfahren und der Wirkung prophylaktischer Medikation bzw. anderen Verfahren wie TENS in gemeinsamen, kontrollierten Studien sind weiterhin notwendig. Die bisherigen positiven Befunde sollten die verhaltensmedizinische Kopfschmerzforschung bei Kindern aber motivieren und auch die praktisch und klinisch tätigen Therapeuten anregen, die dargestellten Behandlungsformen selbst zu erproben.

5.2.2 Transkutane Elektrische Nervenstimulation (TENS)

Einleitung

Bereits die Ägypter bedienten sich, wie vom römischen Geschichtsschreiber Sribonius Largus berichtet, der Elektrizität von Fischen, um schmerzhafte Erscheinungen der Gicht zu lindern: „Wenn der Gichtschmerz kommt, sollte der Patient sich auf einen *Torpedo marmorata* (Zitterrochen) stellen und solange im seichten Meerwasser stehen bleiben, bis Füße und Beine taub werden." Erst im 19. Jahrhundert war die technische Entwicklung soweit fortgeschritten, daß elektrischer Strom zu kurzzeitiger Analgesie eingesetzt werden konnte. Oliver verwandte erstmals 1850 in den USA erfolgreich die elektrische Lokalanästhesie (Colwell 1922). Das Aufkommen der volatilen Narkosemittel verdrängte jedoch dieses Verfahren zunächst.

Die Schmerzforschung der 60er Jahre dieses Jahrhunderts und speziell die Publikation der *Gate-Control-Theorie* von Melzack und Wall (1965) weckte das Interesse für die elektrische Schmerztherapie und schuf die zum Teil bis heute noch gültigen Voraussetzungen für das neurophysiologische Verständnis der Stimulationsanalgesie. Diese Entwicklung fiel in eine Zeit, in der die Mikroelektronik handliche Taschenstimulatoren herstellen konnte. Seit Mitte der 70er Jahre ist das Verfahren, aus den USA und Skandinavien kommend, in Deutschland eingeführt und hat in nahezu allen schmerztherapeutischen Institutionen Eingang gefunden.

Definition

Transkutane Elektrische Nervenstimulation (TENS, TNS) bedeutet: Applikation elektrischer Impulse, die durch die Haut auf die Nerven einwirken, um Schmerzen zu vermeiden oder zu lindern.

Neurophysiologische Voraussetzungen

Schmerzen entstehen in der Körperperipherie durch mechanische, chemische oder thermisch schädigende Einflüsse. Nach einer initial sehr schnellen Impulsleitung entlang den myelinisierten A-delta- oder A-beta-Fasern breitet sich der chronisch gewordene Schmerz nur noch langsam über die nichtmyelinisierten, dünnen C-Fasern aus. Im Tierexperiment führt die elektrische Nervenstimulation zu einer signifikanten Reduktion von Schmerzimpulsen durch Hitzereizung der Haut (Zimmermann u. Handwerker 1984).

Deszendierende Schmerzhemmung. Wichtiger als die segmental vermittelte Schmerzhemmung nach dem Verständnis der Gate-Control-Theorie dürfte die heute allgemein akzeptierte zentrale deszendierende Schmerzhemmung sein. Auf dem Umweg über das periaquäduktale Grau und dortige Endorphinfreisetzung wirken sich serotoninerge absteigende Bahnen inhibierend auf das spinale Eintrittsniveau aus. Dieser Kontrollmechanismus ist jedoch vorwiegend auf die niederfrequente (1,5 Hz) Elektrostimulation beschränkt und läßt sich plazebokontrolliert durch Gabe von Naloxon antagonisieren (Eriksson u. Sjölund 1979).

Methode

Technische Voraussetzungen sind ein Ministimulator, Elektrodenkabel, Gummi-Oberflächenelektroden von ca. 10 cm^2 Größe, Elektrodengel und Pflaster zum Fixieren, ersatzweise Selbstklebeelektroden.

Stimulationsparameter der sogenannten *konventionellen TENS* umfassen monophasische, bzw. biphasische Rechteckimpulse, eine Impulsdauer von 0,1 - 0,5 ms, eine Stromstärke zwischen 1 und 50 mA stufenlos regelbar sowie ein Frequenzspektrum von 1-100 Hz.

Burst-Stimulation bedeutet langsame Stimulation mit 1-3 Hz, ist mit Endorphinausschüttung gekoppelt und heißt deshalb auch in Anlehnung an entsprechende Auswirkungen der (manuellen) Nadelstimulation auch akupunkturähnliche TENS. Ein überlagerter hochfrequenter Impulszug ermöglicht darüber hinaus die subjektiv besser tolerierte Applikation höherer Stromstärken, die auch die schwerer erregbaren, weil tiefer gelegenen sensiblen Nerven in der Muskulatur erreichen können (Eriksson u. Sjölund 1979).

Die Stimulation erfolgt unterhalb der Schmerzschwelle. Dies gelingt durch den geringeren longitudinalen Widerstand der erregten myelinisierten Nervenfasern.

Die Behandlungsdauer beträgt 30-45 min zu Hause ein- bis dreimal am Tag. Die Elekrodenplättchen können einen Tag lang fixiert bleiben, ohne daß das Elektrodengel austrocknet. Über Nacht empfiehlt sich, zur Erholung der Haut von der leicht reizenden Wirkung der partiell galvanischen monophasischen Stimulation ohnehin eine Pause einzulegen.

Die **Elektrodenlage** hängt von folgenden Parametern ab (Jenckner 1980; Eriksson u. Sjölund 1979):
- der Lokalisation des Schmerzes,
- der segmentalen Lage des Schmerzes,
- den betroffenen Nerv,
- Triggerpunkten,
- der Lage sympathischer Ganglien.

Die Elektroden werden versuchsweise lokal und entsprechend der Schmerzausstrahlung folgendermaßen angeordnet:

- in Richtung der Körper- oder Extremitätenachse,
- segmental,
- kreuzweise,
- paravertrebral.

In der Regel wird die aktive Elektrode (Kathode) über der schmerzhaften Stelle fixiert. Bei Nervenverletzungen und direkter Nervenstimulation kommt die Kathode distal zu liegen.

Die **Elektrodenunterscheidung** spielt bei paravertebraler Anordnung keine Rolle, gleiches gilt für eine bifrontale Stimulation. Die Elektroden müssen individuell angeordnet und verändert werden, wenn über weniger inneviertem Gebiet keine ausreichend intensive, nicht schmerzhafte Stimulationssensation verspürt wird (Larkin et al. 1986).

Tab. 48: TENS- Indikationen im Kindesalter

Hauptindikationen

Schmerzen des Bewegungsapparates
Nervenschmerzen
Gefäßbedingte Schmerzen

Klinische Einzelindikationen

Schulterarmsyndrom
Epikondylitis
Tendovaginitis
Tunnelsyndrome
Zervikalsyndrom
Lumbo-Ischialgie
Spannungskopfschmerzen, Migräne
Narbenschmerzen
Phantom-/Stumpfschmerzen
Kausalgie
atypische Gesichtsschmerzen
Sudeck-Atrophie
Postoperative Schmerzen
Parietale Tumorschmerzen

Spezielle Indikationen bei Kindern

Lumbalpunktionen, postpunktionelle Schmerzen
Zervikogener Tortikollis, HWS-Schleudertrauma
Gelenkschmerzen, symptomatisch bei juveniler rheumatoider Arthritis, Hämophilie
Chondropathia patellae
Wachstumsschmerzen

Die Zahl der auf dem Markt befindlichen TENS-*Geräte* ist nahezu unüberschaubar geworden. Sie unterscheiden sich im wesentlichen durch ihre Ausstattung, Handlichkeit und den Preis. Die Anforderungen an ein modernes TENS-Gerät umfassen heute folgende Minimalausstattung:
– Constant-Current-Schaltung zur Vermeidung von Stromspitzen durch Änderung der Elektrodenkontaktfläche,
– zwei Kanäle,
– mono- bzw. biphasischer Impulsgenerator,
– hochfrequente, konventionelle und niederfrequente, Burst-Stimulation.
Zwei Stimulationselektroden reichen häufig nicht mehr aus, wenn z.B. multifokale und ausstrahlende Schmerzen wie bei Lumbo-Ischialgie nebeneinander auftreten. Ein Zweikanalgerät mit zwei Elektrodenpaaren ist deshalb im allgemeinen von vornherein vorzuziehen.
Als reibungsloses Rezeptierverfahren hat sich das Mietmodell auch für die Pädiatrie bewährt, dies um so mehr, als im Gegensatz zum Erwachsenen ein größerer Anteil der Kinder auch nach Stimulationsende schmerzfrei bleibt (Pothmann 1988, 1990).

Indikationen

Die Indikationen für Transkutane Elektrische Nervenstimulation lassen sich in wenige Hauptkategorien unterteilen (Tab. 48).

Kontraindikationen

Relative Kontraindikationen sind große Metallimplantate, psychogene, meist multifokale Schmerzen, viszerale Schmerzen und Herzrhythmusstörungen.

Altersbedingte Kontraindikationen sind Schmerzen bei Säuglingen und jungen Kleinkindern. Sie eignen sich nicht für TENS, weil das Verfahren eine gute Rückmeldung über die subjektiv schmerzfreie Stimulationsstärke erfordert. Außerdem ist ein minimales Maß an Kooperationsfähigkeit notwendig, um die Therapie ausreichend lang, d.h. bis zu dreimal eine Stunde durchführen zu können. Erfahrungsgemäß sind die gemachten Einschränkungen jedoch durch Einbeziehung der Eltern als Ko-Therapeuten sowie langsame Steigerung der Stromstärke von initial 10 auf 20–30 mA innerhalb von 1–2 Wochen zu relativieren.

Absolute Kontraindikation besteht bei Demand-Herzschrittmachern; sie gilt auch dann, wenn das TENS-Gerät relativ weit vom Pace-maker entfernt eingesetzt wird, wie z.B. lumbal (Eriksson et al. 1975). Naturgemäß ist diese Einschränkung bei Kindern nur selten gegeben. Im Einzelfall muß eine Probestimulation unter EKG-Monitorkontrolle erfolgen.

Ergebnisse

Die Verwendung Transkutaner Elektrischer Nervenstimulation bei Kindern befindet sich noch in den Anfängen. Der Stellenwert der Methode ist gleichermaßen durch das relativ kleine Indikationsspektrum, wie auch die altersbedingte Kooperationsfähigkeit von Kindern gekennzeichnet. Andererseits scheint die positive Ansprechquote aufgrund der vorliegenden Erfahrungen gegenüber Erwachsenen bei drei Viertel der Kinder vergleichsweise hoch (Pothmann 1986). Eine der ersten pädiatrischen Indikationen entstand in der kinderonkologischen Arbeit: Schmerzen bei rezidivierenden Lumbalpunktionen. Die Problematik bei der Leukämie, durch wiederholte Lumbalpunktionen ein ZNS-Rezidiv ausschließen zu müssen, stößt bei Kindern häufig auf nicht unerheblichen und zunehmenden Widerstand. Der angstbesetzte Schmerzlernprozeß spielt dabei die ausschlaggebende Rolle. Hier bot sich ein Verfahren wie TENS an, das potentiell in der Lage ist, Schmerzkontrolle durch aktive Mitarbeit zu erreichen („Locus of control" n. Rotter). Von insgesamt 31 Kindern, die einer *Lumbalpunktion* oder einer intrathekalen Injektion unterzogen wurden, war die Schmerzkontrolle nach eigener und Arzt-/Schwester-Beurteilung klinisch befriedigend. Entscheidungskriterium für eine erfolgreiche Einschätzung waren keine oder nur geringe Schmerzreaktion von max. 2 bzw. 3 Grad auf einer fünfteiligen Smiley Analog Skala bzw. einer zehnteiligen Visuellen Analog Skala. Der jüngste Patient war 4,9 Jahre alt, das Durchschnittsalter lag bei 12,7 Jahren. Ein intraindividueller Vergleich von TENS mit Lokalanästhesie bzw. fehlender Schmerzprophylaxe zeigte einen signifikanten Vorteil für das elektrische Stimulationsverfahren auf $p < 0,05$.

Schmerzen des Bewegungsapparates spielen zahlenmäßig trotz ihrer grundsätzlichen Bedeutung für das Kindesalter keine so große Rolle wie bei Erwachsenen, weil schmerzhafte entzündliche, rheumatische und degenerative Erkrankungen von Muskeln, Sehnen, Bändern und Gelenken noch wesentlich seltener auftreten. Eine symptomatische Schmerztherapie mit TENS bei rheumatoider Arthritis (Mannheimer et al. 1979) oder hämophiliebedingter Gelenksblutung (Roche et al. 1985) kann jedoch auch für wenige Patienten eine sinnvolle ergänzende Maßnahme darstellen. Krankheitsbilder wie Lumbo-Ischialgien, akuter Tortikollis, HWS-Syndrom nach Schleudertrauma oder Chondropathia patellae sprechen im Vergleich zum Erwachsenen günstiger an und sind sogar überwiegend in Remission zu überführen.
Die Behandlung dauert in der Regel wenige Wochen bis Monate, die tägliche Anwendung beträgt optimalerweise 3 × ½–1 Stunde. Stimulationszeit, Schmerzdauer und -stärke sollten während der Therapie in einem Schmerzkalender dokumentiert werden. Gelegentlich wird von Kindern mit längerem Krankheitsverlauf und erniedrigter Schmerzschwelle primär eine langsame Stimulationsfrequenz um 2 Hz favorisiert, was einen Zusammenhang mit einer Endorphinverarmung im ZNS vermuten läßt (Sjölund et al. 1977; Pothmann 1988).

Kopfschmerzen. Transkutane Elektrische Nervenstimulation ist gemessen am apparativen und finanziellen und zeitlichen Aufwand eine Reservemethode zur Akuttherapie und Prophylaxe der *Migräne*. Die erste Beschreibung geht auf eine Untersuchung von Appenzeller (1978) zurück, der bei 35 Patienten zum Teil auch im Anfall eine Schmerzlinderung erzielte, 6 Patienten blieben über ein Dreivierteljahr beschwerdefrei. Eigene Erfahrungen bei 34 erwachsenen Migränepatienten zeigten nach einer Probetherapie über einen Monat in etwa der Hälfte der Fälle ein klinisch befriedigendes Ansprechen. Nach einem Jahr lag die Erfolgsrate unter fortgesetzter Therapie bei einem Drittel der Ausgangszahl (Goepel, Buhl u. Pothmann 1985). Damit liegt die Effizienz der TENS bei Migräne unter derjenigen für Akupunktur (Fox u. Melzack 1976) und z.T. unterhalb bekannter Raten bei anderen – vor allem muskuloskeletalen – TENS-Indikationen (Melzack 1975; Eriksson u. Sjölund 1979). Möglicherweise ist das geringere Ansprechen der Migräne auf die längere Krankheitsdauer zurückzuführen (Larbig 1982).

Bei 15 Kindern mit durchschnittlich kürzerer Vorgeschichte ließen sich zwar kurzfristige klinische Besserungen bei 9 Patienten in den ersten 2 Monaten erkennen, die Methode war jedoch längerfristig nur für einzelne gut motivierte Kinder über 10 Jahren geeignet (Goepel et al. 1985).

Spannungskopfschmerzen scheinen derzeitig die wichtigste Indikation für TENS im Kindesalter zu sein (Tab. 49), wie sich in einer eigenen Pilotstudie zeigte. Bei 21 Kindern, die nach IHS-Kriterien unter episodischen Kopfschmerzen vom Spannungstyp litten, wurde die Basisdokumentation über einen Monat mit einem Therapiezeitraum von zweimonatiger TENS-Anwendung verglichen. Die Patienten waren 6–16 Jahre alt und litten seit mehr als einem halben Jahr an ihren Beschwerden. Nach einer ambulanten neurologischen Ausschlußdiagnostik wurden die Kinder praktisch in der Anwendung von TENS in Anwesenheit eines Elternteils unterwiesen. Die Stimulation sollte täglich einmal für eine halbe Stunde über den im Bereich des Trapeziusoberrandes befindlichen Myogelosen mit 100 Hz und einer Stimulationsstärke unterhalb der Schmerzsensationsschwelle erfolgen. Als Erfolgskriterium galt eine Kopfschmerzfrequenzsenkung um mindestens 50%. Wenn nach einem Monat das Therapieziel nicht erreicht war, wurde die Stimulation für weitere vier Wochen mit 2 Hz paravertebral unterhalb des Haaransatzes fortgeführt.

Tab. 49: Ergebnisse – TENS bei Kindern mit Kopfschmerzen

n	Diagnosen	Erfolg	Mißerfolg	Ablehnung/Noncompliance
8	Migräne	4	2	2
25	Spannungskopfschmerzen	20 (80,9%)	3	2
33		24 (73%)	5	4

Das therapeutische Ansprechen lag bei 20 von 25 Kindern im Rahmen des Erfogskriteriums und ging z.T. mit vollständiger Remission einher (80,9%). Eine vierwöchige Nachbeobachtungsphase bestätigte die Stabilität der therapeutischen Ergebnisse. 3 Patienten sprachen nicht ausreichend an und 2 Kinder lehnten die regelmäßige Anwendug von TENS ab (Abb. 17).

Prognose

Allgemein gilt die Transkutane Elektrische Nervenstimulation als ein symptomatisches Therapieverfahren, soweit man es bei chronischen Schmerzen einsetzt (Loeser 1975; Eriksson u. Sjölund 1979; Jenckner 1980). Durchschnittlich kann mit einem klinisch befriedigenden Ansprechen bei ca. 50–60% der angegebenen Indikationen während der ersten drei Monate gerechnet werden. Anschließend läßt die ursprüngliche Wirkung im Laufe eines Jahres nur noch bei etwa 5% der Patienten nach (Eriksson u. Sjölund 1979). Insgesamt wird TENS langzeitmäßig von 30–40 % der Patienten weiterverwendet. Therapieabbrüche werden allgemein nicht mit einer Heilung gleichgesetzt.

In diesem Punkt sind die bisherigen Erfahrungen bei Kindern und Jugendlichen besser, in der Regel ist eine Langzeitbehandlung über drei Monate eher als Ausnahme anzusehen. Dieser Umstand ist wahrscheinlich auf die grundsätzlich bessere Prognose bei kürzerem Krankheitsverlauf und Schmerzlernprozeß bzw. auf den geringeren Chronifizierungsgrad der zugrundeliegenden Erkrankung zurückzuführen. Bei sorgfältiger Auswahl der Indikation ist der Einsatz von TENS im Schulkindalter oft mit Aussicht auf eine nachhaltige Besserung verbunden.

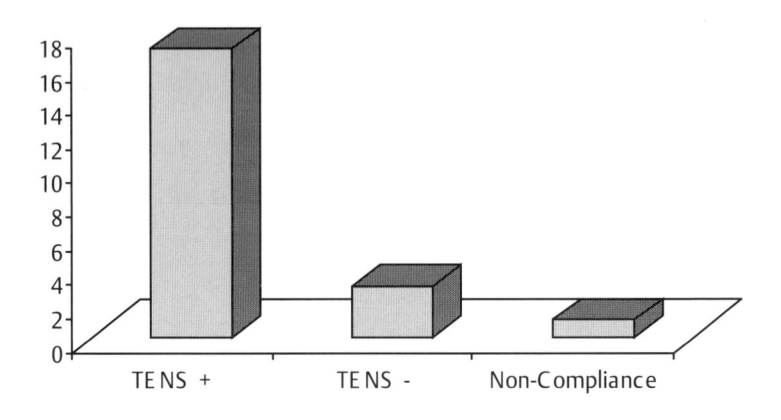

Abb. 17: klinische Besserung während einer dreimonatigen Anwendung von 30 min/ Tag TENS (100 Hz bzw. 2 Hz)

5.3 Literatur

Ad Hoc Committee of the International Headache Society (1988) Proposed classification and diagnostic criteria for headache disorders, cranial neuralgias and facial pain. Cephalalgia 8 (Suppl 7):1ff

Amery WK, Nueten van JM, Wauquier A (1984) The Pharmacological Basis of Migraine Therapy. Bath (Great Britain) Pitman

Appenzeller O (1978) Reflex vasomotor function: Clinical and experimental studies in migraine. Res Clin Stud Headache 6:160 - 166

Appenzeller O, Atkinson R (1975) Transkutane Nervenreizung zur Behandlung der Migräne und anderer Kopfschmerzen. Münch Med Wschr 49:1953-1954

Baldrati A, Cortelli P, Procaccianti G, Gamberini G, D'Allessandro R, Baruzzi A, Sacquegna T (1983) Propranolol and Acetylsalicylic Acid in Migraine Prophylaxis. Double-Blind Crossover Study. Acta Neurol Scand 67:181-186

Bandura A (1977) Selfefficacy: toward a unifiying theory of behavioral change. Psychol Rev 84:191-215

Besken E, Pothmann R, Niederberger U, Plump U, Maibach G, Greis R, Kröner-Herwig B (1991) Metropolol and Dihydroergotamine prophylaxis of migraine in childhood - preliminary results. Proceedings: In: Gallai V, Guidetti V (eds) Juvenile Headache Excerpta Medica, Amsterdam, S 314

Bille B (1962) Acta Paediat 51 (Suppl136): 13-151

Bille B, Ludwigsson J, Sanner G (1977) Prophylaxis of Migraine in Children. Headache 17:61-63

Bille B (1981) Migraine in childhood and its prognosis. Cephalalgia 1:71-75

Bussone G, Crazzi L, D'Amico D (1991) Electromyographic biofeedback (EMG-BFB) treatment for children and adolescents headache. In: Gallai V, Guidetti V (eds) Juvenile Headache Excerpta Medica, Amsterdam,

Cautela J, Groden J (1978) Relaxation: a comprehensive manual for adults, children, and children with special needs. Champaign, Research Press

Colwell HA (1922) An Essay on the History of Electrotherapy and Diagnosis. Heinemann, London

Dahl R, Zetterstrom O (1978) The Effect of Orally Administered Sodium Cromoglycate on Symptoms of Food Allergy. Clin Allergy 7:109-115

Davis JF (1959) Manual of surface electromyography. WADC Technical Report:59-184

Diamond S, Schenbaum H (1983) Flunarizine, a Calcium Channel Blocker, in the Prophylactic Treatment of Migraine. Headache 23:38 - 42

Duckro PN, Cantwell-Simmons E (1989) A review of studies evaluating biofeedback and relaxation training in the management of pediatric headache. Headache 29:428-433

Dukes MNG (1980) Drugs Affecting Autonomic Function of the Extrapyramidal System. In: Dukes M N G (Hrsg) Meyler's Side Effects of Drugs. Excerpta Medica, Amsterdam

Egger J, Carter CM, Wilson J, Turner MW (1983) Is Migraine Food Allergy? Lancet 2: 865-869

Emmen HH, Passchier J (1987) Treatment of headache among children by progressive relaxation. Cephalalgia 7:387-389

Engel JM, Rapoff MA (1990) A component analysis of relaxation training for children with vascular, muscle contraction, and mixed-headache disorders. In: Tyler DC, Krane EJ (eds) Pediatric pain. Raven Press, New York, S 273-290

Eriksson MBE (1975) Harzard from Transcutaneous Nerve Stimulation in Patients with Pacemakers. Lancet:1319

Eriksson MBE, Sjölund B (1979) Transcutane Nervenstimulierung für Schmerzlinderung. Verl f Med E Fischer, Heidelberg

Fentress DQ, Masek BJ, Mehegan JE, Benson H (1986) Biofeedback and relaxation-

response training in the treatment of pediatric migraine. Develop Med Child Neurol 28: 139-146
Fox EJ, Melzack R (1976) Transcutaneous Electrical Stimulation and Acupuncture: Comparison of Treatment for Low-Back Pain. Pain 2: 141-148
Frankenberg S v, Pothmann R, Müller B, Britzelmeier I, Backmerhoff A, Sartory G, Hellmeier B, Wolff M (1992) Kinderkopfschmerz – Epidemiologie von Kopfschmerzen bei Schulkindern. In: Köhler B, Keimer R (Hrsg.) Aktuelle Neuropädiatrie. Springer, Heidelberg, S 433-435
Frankenberg S v, Pothmann R (1996) To cure children's migraine and tension-type headache by diet? 7. World Congress on Pain, Vancouver
Gerber WD, Haag G (1982) Migräne. Springer, Heidelberg
Gerber WD (1986) Dihydroergotamin vs Flunarizin vs Metoprolol vs Propranolol vs Nifedipin – eine vergleichende empirische Studie. Migräne-Forum, München.
Gerber DW (1988) Verhaltenspädiatrische Aspekte des kindlichen Kopfschmerzes. In: Pothmann R (Hrsg) Chronische Schmerzen im Kindesalter. Hippokrates, Stuttgart, S 90-102
Goebel H, Pothmann R (1995) Klassifikation von Kopfschmerzen bei Kindern und Jugendlichen. Monatsschr Kinderheilkd 143: 507-514
Goepel R, Buhl R, Pothmann R (1985) Transcutane Nervenstimulation bei Migräne-Patienten. Fortschr Med 103:865
Gomersall JD, Stuart A (1973) Amitriptyline in Migraine Prophylaxis. J Neurol Neurosurg Psychiatry 36:684-690
Goodman JE, McGrath PJ (1991) The epidemiology of pain in children and adolescents: a review. Pain 46:247-264
Grazzi L, Leone M, Frediani F, Bussone G (1990) A therapeutic alternative for tension headache in children: treatment and 1-year follow-up results. Biofeedback and Selfregulaton 15:1-6
Grotemeyer KH, Viand R, Beykirch K (1984) Klinische und laborchemische Ergebnisse zur Prophylaxe der Migräne mit Azetylsalizylsäure. Med Welt 23:762-767
Hartman GW, Torres VE, Leago GF, Williamson B, Hatery RR (1984) Analgesic-Associated Nephropathy. J Am Med Assoc 251:1734-1738
Hofer T, Wüthrich B (1985) Nahrungsmittelallergien. II. Häufigkeit der Organmanifestationen und der allergie-auslösenden Nahrungsmittel. Schweiz Med Wschr 115:1437-1442
Jenckner FL (1980) Nervenblockaden auf pharmakologischem und auf elektrischem Weg. 3. Aufl Springer, Wien, New York
Kane K, Taub A (1975) A History of Local Analgesia. Pain 1:125
Kröner-Herwig B, Sachse R (1988) Biofeedbacktherapie. Kohlhammer, Stuttgart
Kröner-Herwig B (1990) Biofeedback. In: Basler HD, Franz, Kröner-Herwig B, Rehfisch HP, Seemann H (Hrsg) Psychologische Schmerztherapie. Springer, Berlin, S 469-482
Kröner-Herwig B, Plump U, Pothmann R (1992) Progressive Muskelrelaxation und EMG-Biofeedback in der Therapie von chronischem Kopfschmerz bei Kindern. Ergebnisse einer explorativen Studie. Der Schmerz 6:121-127
Larbig W (1982) Schmerz. Kohlhammer, Stuttgart
Larkin WD, Reilly JP, Kittler LB (1986) Individual Differences in Sensitivity to Transient Electrocutaneous Stimulation. Transact Biomed Engineer 33:495-504
Lauritzen M, Olesen J (1984): Regional Cerebral Blood Flow During Migraine Attacks by Xenon-133 Inhalation and Emission Tomography. Brain 107:447-461
Loeser JD, Black RC, Christman A (1975) Relief of Pain by Transcutaneous Stimulation. J Neurosurg 42:308
Ludvigsson J (1973) Propranolol in Treatment of Migraine in Children. Lancet 2:799
Ludvigsson J, (1974) Propranolol used in prophylaxis of migraine in children. Acta Neurol Scand 50:109-115
Mannheimer C, Carlsson C-A (1979) The Analgesic Effect of Transcutaneous Electrical

Nerve Stimulation (TNS) in Patients with Rheumatoid Arthritis. A Comparative Study of Different Pulse Patterns. Pain 6:329-334

McGrath PJ, Humphreys P, Goodman JT, Keene D, Firestone P, Jacob B, Cunningham SJ (1988) Relaxation prophylaxis for childhood migraine: a randomized placebo-controlled trial. Develop Med Child Neurol 30: 626-631

MGrath PJ, Cunningham SJ, Lascelles MA, Humphreys P (1990) Help yourself. A treatment for migraine headaches. University of Ottawa Press, Ottawa

Mellor C (1991) Evaluation of a Multple-Dose Regimen of Oral Sumatriptan for the Acute Treatment of Migraine. Eur Neurol 31:306-313

Melzack R (1975) Prolonged Relief of Pain by Brief Intense Transcutaneous somatic Stimulation. Pain 1:357-373

Melzack R, Wall PD (1965) Pain Mechanisms: A New Theory. Science 150: 971-979

Melzack R, Stillwell DM, Fox EJ (1977) Triggerpoints and acupuncture points for pain: correlations and implications. Pain 3:3-23

Monro J, Carini C, Brostoff J (1984) Migraine is a Food-Allergic Disease. Lancet 719-721

Olesen J (1986) Role of Calcium Entry Blockers in the Prophylaxis of Migraine. European Neurology 25, Suppl 1:72-79

O'Neill BP, Mann JD (1978) Aspirin Prophylaxis in Migraine. Lancet 2: 1179-1181

Passchier J, Orlebeke JF (1985) Headache and stress in schoolchildren: an epidemiological study. Cephalalgia 5:167-176

Passchier J, van den Bree MBN, Emmen HH, Oserhaus SOL, Orlebeke JF, Verhage F (1990) Relaxation training in school classes does not reduce headache complaints. Headache 30:660-664

Peroutka SJ (1984) Relative Potency and Selectivity of Calcium Antagonists Used in the Treatment of Migraine. Headache 24:55-58

Pfaffenrath V, Sjaastad O, Caroll JD, (Hrsg) (1985) Migräne und Betablockade. Banaschewski, München.

Pothmann R (1985) Migänetherapie im Kindesalter. Fortschritte der Medizin 103: 663

Pothmann R (1986) Transcutane elektrische Nervenstimulation bei Kindern. Schmerz-Pain-Douleur 7:21-22

Pothmann R (1987) Migräneprophylaxe mit Flunarizin und Azetylsalizylsäure. Monatsschr. Kinderheilk. 135:646-649

Pothmann R (1988a) Schmerz und Schmerztherapie bei Kindern. Der Schmerz 2:3-8

Pothmann R (1988b) Chronische Schmerzen im Kindesalter. Hippokrates, Stuttgart

Pothmann R (1988c) Transcutane elektrische Nervenstimulation. In: Pothmann R (Hrsg) Chronische Schmerzen im Kindesalter. Hippokrates, Stuttgart

Pothmann, R. (1990) Kopfschmerzen – eine neue sozialpädiatrische Aufgabe. Sozialpädiatrie in Praxis und Klinik 10:714-719

Pothmann R , Göbel U (1986) Schmerzdiagnostik und -therapie in der Kinderonkologie. Klin Pädiat 198:479-483

Pothmann R, Braumann A, Besken E (1991) Ergotaminics in childhood migraine. In: Gallai V, Guidetti V (eds) Juvenile headache. Excerpta Medica, Amsterdam

Pothmann R (1997) Auch Kinder haben Migräne. Was ist zu tun? In: Dominiak P (Hrsg) Betablocker im Mittelpunkt der Forschung. Springer Berlin

Richter IL, McGrath PJ, Humphreys, PJ, Goodman JT, Firestone P, Keene D (1986) Cognitive and relaxation treatment of pediatric migraine. Pain 25:195-203

Ritz A (1984) Aktuelle Migränebehandlung: In: Mortier W (Hrsg) Moderne Diagnostik und Therapie bei Kindern. Grosse, Berlin

Roche P, Gijsbers K, Belch JJF, Forbes CD (1985) Modification of Haemophiliac Haemorrhage Pain by Transcutaneous Electrical Nerve Stimulation. Pain 21:43-48

Salfield SAW (1985) Vasoactive Amines in Childhood Migraine. A Controlled Dietary Study. Proceedings: 2. Int Headache Congress, Copenhagen, S 194-195

Symon DNK (1991) Pizotifen. In: Gallai V, Guidetti V (eds) Juvenile Headache. Excerpta Medica, Amsterdam, S 405-408

Sorge F, Marano E (1985) Flunarizine vs. Placebo in Childhood Migraine. A Double blind Study. Cephalgia 5 (Suppl 2):145-148

Soyka D (1985) Beta-Rezeptorenblocker bei Migräne. Deutsch Med Wschr 110: 185-186.

Soyka D (1987) Migräneprophylaxe mit Flunarizine und Propranolol. Springer, Heidelberg

Speight TM, Avery GS (1972) Pizotifen (BC 105). A Review of its Pharmacological Properties and its Therapeutic Efficacy in Vascular Headaches. Drugs 3:159-203

Weber RB, Reinmuth OM (1972) The Treatment of Migraine with Propranolol. Neurology 22:366-369

Wilson J (1983) Migraine in Childhood. Medical Education Services, Oxford

Wisniewski JJ, Genshaft JL, Mulick JA, Coury DL, Hammer D (1988) Relaxation and compliance in the treatment of adolescent headache. Headache 28:612-617

Wörz R (1986) Ergebnisse einer multizentrischen Studie an 643 Patienten mit einfacher oder klassischer Migräne. Migräneforum, München

Wörz R, Drillisch C (1983) Migräneprophylaxe durch einen Kalziumeintrittsblocker. Ergebnisse einer Doppelblindstudie Flunarizin vs. Pizotifen. Münch Med Wschr 125:711-714

Wood, CBS (1986) How Common is Food Allergy? Acta Paediatr Scand (Suppl) 323: 76-83

Wüthrich B (1985) Nahrungsmittelallergien. I. Zur Pathogenese, Klinik und Diagnostik. Schweiz Med Wschr 115:1428-1436

Ziegler A (1982) Medikamentöse Therapie. In: Gerber WD, Haag G (Hrsg) Migräne. Springer, Heidelberg

Zimmermann M, Handwerker HO (Hrsg) (1984) Schmerz, Konzepte und ärztliches Handeln. Springer, Berlin Heidelberg New York Tokyo

Hippokrates

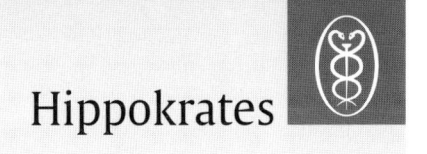

Das Beste für's Kind

W. Dorsch, F. C. Sitzmann (Hrsg.)
Naturheilverfahren in der Kinderheilkunde

1998, 324 S., zahlreiche Abb., mit CD-ROM, kt.
DM 128,- / ÖS 934 / SFr 114,-
ISBN 3-7773-1119-7

Ausgehend vom schulmedizinischen Vorgehen erfahren Sie in diesem Praxishandbuch ausführlich und gut nachvollziehbar alles Wissenswerte zu alternativen oder adjuvanten Behandlungsmethoden in der Kinderheilkunde. Der systematische Aufbau nach Altersgruppen und den jeweils häufigsten praxisrelevanten Krankheitsbildern bietet Ihnen spürbare Unterstützung in der Beratungspraxis. Sie erhalten zunächst fundierte Informationen zum konventionell-konservativen Vorgehen und sodann – darauf aufbauend – stufenweise sich ergänzende Behandlungsmaßnahmen aus den Naturheilverfahren mit phytotherapeutischem Schwerpunkt. Im Buch enthalten ist die **Infozept-CD-ROM** mit Rezepten und Empfehlungen für die Eltern der kleinen Patienten. So sparen Sie viel Zeit und sichern sich die für einen optimalen Therapieerfolg wichtige Unterstützung der Eltern.

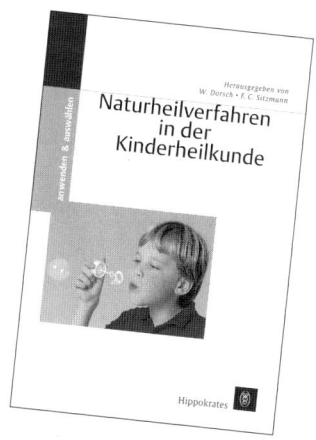

Aus dem Inhalt:

- **Verfahren:** Akupunktur, Antiobiotische Behandlung, Atemtherapie, Bewegungstherapie, Ernährungstherapie, Homöopathie, Hydrotherapie, Physikalische Therapie, Phytotherapie, Psychotherapie
- **Indikationen:** Altersspezifische Erkrankungen bei Säuglingen, Kleinkind/Schulkind, Jugendlichen
- **Weitere Krankheitsbilder:** Infektionen der oberen Luftwege, allergische Erkrankungen, Magen-Darmerkrankungen, Erkrankungen der Urogenitaltraktes, Herz- und Kreislauferkrankungen, Erkrankungen im Kopfbereich, Psychische Störungen
- **Praxismanual:** Rezepturen, Infozepte (zu Anwendungen, zur Ernährung, Tips & Tricks für den Alltag, zur Psyche)

Preisänderungen vorbehalten!